E-Book inside

Mit dem Kauf dieses Buchs erhalten Sie das zugehörige E-Book gratis. Sie können dabei aus drei Dateiformaten wählen: EPUB (gängiges Format für E-Reader und Tablets), PDF (für PC und Laptop) oder MOBI (für den Amazon Kindle). So kommen Sie an Ihr kostenloses E-Book:

Rufen Sie im Internet diese Website auf:
↗ http://www.junfermann.de/ebook-inside

Geben Sie den unten stehenden Code in das dafür vorgesehene Feld ein und klicken Sie → Code einlösen. Nach Eingabe Ihrer E-Mail-Adresse und Auswahl des E-Book-Formats erhalten Sie sofort einen Download-Link für das gewünschte E-Book an Ihre E-Mail-Adresse.

Bitte beachten Sie, dass der Code für Sie personalisiert wird und nur einmal gültig ist. Die Datei müssen Sie zunächst auf Ihrem Computer speichern, bevor Sie sie auf ein mobiles Endgerät überspielen können.

TG2997BC

Martin N. Seif & Sally M. Winston

Ist das Bügeleisen wirklich aus?

Wege aus der Vergewisserungsfalle

www.junfermann.de

blogweise.junfermann.de

www.facebook.com/junfermann

twitter.com/junfermann

www.youtube.com/user/Junfermann

www.instagram.com/junfermannverlag

MARTIN N. SEIF & SALLY M. WINSTON

IST DAS BÜGELEISEN WIRKLICH AUS?

Wege aus der Vergewisserungsfalle

Aus dem Englischen von
Claudia Campisi

Junfermann Verlag
Paderborn
2021

Copyright	© der deutschen Ausgabe: Junfermann Verlag, Paderborn 2021
	Copyright © der Originalausgabe: 2019 by Martin N. Seif and Sally M. Winston Translated from the English: Needing to Know For Sure. A CBT-Based Guide to Overcoming Compulsive Checking & Reassurance Seeking First published by: New Harbinger Publications, Inc.
Coverfoto	© NLshop – iStock
Übersetzung	Claudia Campisi
	Unser Dank gilt den Urhebern des Noun Project für die Verwendung ihrer Icons in den Abbildungen dieses Buches: Abb. 1.1 Berkah Icon und Abb. 3.1 Berkah Icon, Arafat Uddin, vectoriconset10 und Tatina Vazest
	Alle Rechte vorbehalten.
	Das Werk einschließlich aller seiner Teile ist urheberrechtlich geschützt. Jede Verwendung außerhalb der engen Grenzen des Urheberrechtsgesetzes ist ohne Zustimmung des Verlages unzulässig und strafbar. Dies gilt insbesondere für Vervielfältigungen, Übersetzungen, Mikroverfilmungen und die Einspeicherung und Verarbeitung in elektronischen Systemen.
Satz	Peter Marwitz, Kiel (etherial.de)
Bibliografische Information der Deutschen Nationalbibliothek	Die Deutsche Nationalbibliothek verzeichnet diese Publikation in der Deutschen Nationalbibliografie; detaillierte bibliografische Daten sind im Internet über ↗ http://dnb.d-nb.de abrufbar.

ISBN 978-3-7495-0277-6

Dieses Buch erscheint parallel als E-Book
ISBN: 978-3-7495-0278-3 (EPUB),978-3-7495-0279-0 (Kindle),
ISBN 978-3-7495-0280-6 (PDF).

Inhaltsverzeichnis

Im Gedenken an Dr. Morton Winston

Einleitung

Benjamin Franklin fand: „Sicher ist auf Erden nichts, außer der Tod und die Steuern."

Über Letzteres könnte man sich angesichts von Steueroasen streiten, über den Tod eher nicht. Trotzdem stellt sich die Frage: Worauf ist wirklich Verlass? Woher wollen Sie wissen, dass Ihr Leben morgen nicht von einer Katastrophe, einem Unfall oder einer Krankheit ruiniert wird? Ist Ihnen wirklich kein verhängnisvoller Flüchtigkeitsfehler unterlaufen? Können Sie Ihrer Partnerin hundertprozentig garantieren, dass Sie sie ewig lieben werden? Könnten Sie Ihre Hand dafür ins Feuer legen, dass all das, was Sie für selbstverständlich halten, tatsächlich existiert und kein Traum oder die futuristische Alternative eines Computernetzwerks ist?

Mitnichten!

Wahrscheinlich will jeder Mensch das Richtige tun, doch ist das eigene Handeln mit Sicherheit immer von anständigen, korrekten oder normalen Beweggründen und Gefühlen motiviert?

Die knappe Antwort lautet: Nein. Es gibt keine Garantie. Für nichts. Wirklich. Also tun wir einfach so als ob. Wir gönnen uns die Illusion der Gewissheit.

Manche Menschen jedoch werden von dem Bedürfnis nach Sicherheit geradezu verfolgt. Da Sie dieses Buch hier gerade lesen, wissen Sie, wovon wir reden: diese plötzliche Eingebung, sich ganz sicher sein zu müssen — und die Rituale, um sich hieb- und stichfeste Gewissheit zu verschaffen. Sie prüfen Dinge nach, Sie bitten andere um deren Eindruck und Meinung und versuchen immer wieder, sich damit zu beruhigen. Eine Weile hilft das auch, aber nie auf Dauer. Mit der Zeit werden Sie für bestimmte Dinge sehr hellhörig. Vielleicht schießt Ihnen ein unerwünschter Gedanke durch den Kopf und plötzlich haben Sie den Wunsch oder den Drang herauszufinden, was das ist, denn es könnte ja eine Warnung sein. Oder Ihnen kommt eine vage Erinnerung, und um Klarheit zu haben, müssen Sie ihr nachgehen. Oder Sie werden von hartnäckigen Zweifeln überfallen. Und so wird das Nachprüfen und Sichvergewissern langsam – aber sicher – zur Sucht.

Dieses Buch handelt vom Ablegen des Kontroll- und Vergewisserungszwangs, d.h., wie man es anstellt, sich nicht mehr auf all jene mehr oder weniger offensichtlichen Maßnahmen zu verlassen, die wir zur Befriedigung des *Bedürfnisses nach Nummer sicher* ergreifen und damit scheitern.

Wenn Sie dazu neigen, unweigerlich vom Schlimmsten auszugehen und dann unverhältnismäßig viel Zeit und Energie darauf verwenden, sich vom Gegenteil zu überzeugen, oder wenn Sie sich über Ihre Vergangenheit den Kopf zerbrechen und die Lauterkeit Ihrer Absichten hinterfragen, dabei Ihre Verhaltensweisen, Gedanken und Einstellungen unter die Lupe nehmen, um sich davon zu vergewissern, dass Sie aus der richtigen Motivation heraus richtig gehandelt haben, dann machen Sie sich die Ungewissheit zur Feindin. Wenn andere Menschen Ihnen – oder Sie sich selbst – gut zureden und sagen: „Das wird nie passieren“, „Du hast dich bestimmt darum gekümmert“, „Das war so nicht“ oder „Es wird schon nicht so schlimm kommen“, vertreibt das kurzzeitig das Schreckgespenst und entspannt vorübergehend. Doch schon im nächsten Moment schreit irgendetwas in Ihrem Inneren wieder auf: „Bin ich wirklich sicher??“ Sie sind verängstigt, mit den Nerven am Ende und dazu voller Schuldgefühle, neue dringende Fragen tauchen auf und schon wollen Sie sich wieder absichern. Der Kreislauf geht wieder von vorne los. Sie sitzen in der Falle.

Und darum nennen wir dieses unerbittliche, zwanghafte und reflexartige Bedürfnis nach beruhigender Gewissheit „die Vergewisserungsfalle“.

Stecken Sie in der Vergewisserungsfalle?

Kennen Sie Folgendes?

- Schaffen Sie es nicht, mit dem Nachkontrollieren und Sichvergewissern aufzuhören?
- Gibt es Lebensbereiche oder -themen, wo Sie sich „sicher“ sein müssen? Macht es Sie verrückt, wenn Sie es nicht sind?
- Nehmen Zweifel überhand? Können Sie sie nicht akzeptieren oder ignorieren?
- Ertappen Sie sich dabei, wie Sie sich den Kopf über etwas zerbrechen, das passiert ist, vielleicht noch passieren wird oder hätte passieren können?
- Sind die Versicherungen, die Sie bekommen, „leer“ (weil die Leute, die Sie fragen, es auch nicht besser wissen)?
- Ertappen Sie sich dabei, dass Sie schon wieder irgendwelche Erkundigungen einholen, im Internet, bei Freund*innen, Familienangehörigen, Behörden oder auf der Arbeit?
- Checken sie ständig Ihren Körper durch, um sicherzugehen, dass alles in Ordnung ist?
- Schauen Sie immer wieder nach, ob Sie eine Nachricht per E-Mail, SMS, Telefon etc. bekommen haben?

- Können Sie unmöglich damit aufhören, Schlösser, Alarmanlagen oder Gerätschaften zu überprüfen?
- Reden Sie ständig mit sich selbst, um Ihre Sorgen zu beschwichtigen?
- Fragen Sie andere wiederholt nach deren Meinung?
- Nerven Sie andere, weil Sie sich über Gebühr entschuldigen oder auf etwas herumreiten?
- Können Sie vor lauter Analysieren und Planen gegen die Angst nicht einschlafen?
- Verwickeln Sie sich in nie endende, nie lösbare innere Debatten?
- Sind Sie vor Entscheidungen wie gelähmt, weil Sie sich, egal wie viel Erkundigungen Sie einholen und wie oft Sie nachfragen, einfach nicht sicher genug fühlen?
- Recherchieren Sie so lange, bis Sie auch ja alle Informationen beisammen haben, um definitiv Fragen zu klären oder Entscheidungen zu treffen – und stellen dann fest, dass sie trotzdem noch weitersuchen?

Wenn Sie auch nur eine dieser Fragen mit Ja beantwortet haben, dann ist das hier das richtige Buch für Sie!

Falls Ihnen *wiederholt* nach Rückbestätigung zumute ist und Sie sich entweder selbst darum bemühen oder sie von Freund*innen und „Expert*innen“ (einschließlich Dr. Google) einholen, die Wirkung jedoch partout nicht anhält, dann drohen Sie in die Schlingen der Vergewisserungsfalle zu geraten. Wie Studien zeigen, ist das Bedürfnis nach der sicheren Seite – bzw. die verbreitete Ungewissheitsintoleranz – die Hauptursache für Angst, Kummer und Leid (Anxiety Canada o. A., Beck 2015, Peterson 2017).

Das Problem des Sicherheitsstrebens hat zwei Seiten. Erstens ist das Ziel unerreichbar und zweitens kann das Bedürfnis überhandnehmen, alles vereinnahmen und zur Folter werden. Man wird unfrei, kann weder kleine noch große Entscheidungen treffen und wird ständig von Zweifeln geplagt. Bis das Leben einzig und allein davon beherrscht wird, alles nachzukontrollieren, damit man sich absolut sicher ist.

Und wie Sie vielleicht schon bemerkt haben, lassen sich Ihre Zweifel gar nicht durch zwanghaftes Kontrollieren und Vergewissern beseitigen! Es verschafft Ihnen nicht die ersehnte Erleichterung. Sie bekommen stattdessen sogar *noch mehr* Angst und Ihr Leid wird größer.

Ihre Bemühungen verschaffen Ihnen keine Ruhe, weil Ihre Lösungsmethode falsch ist: Häufigeres Vergewissern befreit nicht von Zweifeln. So erstaunlich und widersinnig es vielleicht klingt, Ihr Hang zur Vergewisserung ist problematischer als die ursprüngliche Sorge. Doch Sie können sich aus Ihren Nöten befreien, nämlich indem Sie sich mit der Ungewissheit anfreunden, sich mit ihr wohlfühlen und souveräner mit ihr leben.

Unsere Botschaft lautet: Ihre gegenwärtigen Bemühungen führen Sie in die falsche Richtung. Und wie immer gilt: Wenn Sie an einen anderen Ort gelangen wollen, dann müssen Sie einen anderen Weg einschlagen.

In diesem Buch werden Sie erfahren, wie Sie Ihre Beziehung zu der Angst verändern können, die Sie befällt, wenn Sie zweifeln. Sie werden lernen, wie Sie sich selbst vertrauen und die Möglichkeit akzeptieren, dass Sie Fehler machen und unter Ihrem Idealergebnis bleiben. Wahrscheinlich fühlen Sie sich dieser Aufgabe nicht gewachsen, aber die Informationen und Erklärungen, die Sie von uns über den Wandel Ihrer Einstellung zu Ungewissheit erhalten, werden das ändern. Wenn Wissen Macht ist, dann wird das Wissen, das wir Ihnen mit unserem Buch vermitteln wollen, Ihnen die Macht geben, sich zu befreien. Sie werden sehen: Sobald Sie dem inneren Druck nach Gewissheit nicht mehr nachgeben, werden Sie ihn los.

Machen Sie für sich das Beste aus diesem Buch

In diesem Buch erfahren Sie, was es mit dem Vergewissern auf sich hat, was es bewirkt und welche Grenzen ihm gesetzt sind. Wenn Sie sich durch das Bedürfnis nach Sicherheit und Gewissheit wie gelähmt fühlen, dann bemühen Sie sich, die Unsicherheit und Ungewissheit nach besten Kräften zu vermeiden. Das geht doch gar nicht, sagt Ihr Verstand, und trotzdem ist Ungewissheit für Sie unerträglich. Sich aus dieser Lage zu befreien wird anfangs viel Zeit und Energie in Anspruch nehmen. Aber mit der Zeit wird es leichter.

In den ersten beiden Kapiteln erzählen wir Ihnen, warum es manchmal etwas bringt, sich zu vergewissern, und manchmal nicht und wie das überhaupt funktioniert, und in Kapitel 3 und 4 stellen wir die verschiedenen Arten von Vergewisserungsfallen vor und ihre psychologischen und biologischen Mechanismen. In Kapitel 5 geht es um einen tief greifenden und folgenreichen therapeutischen Haltungswechsel. Kapitel 6, 7 und 8 werden Ihnen helfen, Ihre neu erworbene Fähigkeit im Umgang mit Ungewissheit weiter zu trainieren, indem Sie sich Situationen aussetzen, die Ihnen Angst bereiten, und sich mit Hindernissen konfrontieren, die Sie davon abhalten, die Schlingen Ihrer Vergewisserungsfalle zu lockern.

Dieses Buch ist so aufgebaut, dass Sie es der Reihe nach, von Anfang bis Ende durchlesen. Blättern Sie also bitte nicht gleich zu den letzten Kapiteln vor. Als Allererstes wollen wir Ihnen die Augen für Ihre Abwehr gegen Ungewissheit öffnen. Denn entweder merken Sie nicht, dass Sie in der Vergewisserungsfalle sitzen, oder Sie erkennen nur eine offensichtliche Art und übersehen die unterschwelligen, von denen

Sie auch betroffen sind. Vielleicht halten Sie sich für einen besonders vorsichtigen oder analytischen Menschen, der einfach Klarheit braucht, oder betrachten sich als ängstlich, neurotisch oder unselbstständig. Vielleicht unterstellen Sie sich sogar Gedächtnisprobleme, Hypochondrie oder ein schwaches Selbstbewusstsein. Finden Sie anhand der realistischen Beispiele aus unserer Praxis heraus, mit welchem Vergewisserungsmuster Sie sich ins eigene Knie schießen.

Eine neue Einstellung bedeutet Freiheit

Die Ungewissheit ist umso quälender, je vehementer man dagegen ankämpft. Dabei könnte das Leben so schön, so befriedigend sein, wenn die sorgenvollen und unguten Gefühle nachlassen und Sicherheit ihren gebührenden Platz bekommt. Wir werden Ihnen zeigen, dass Angst und Leid weniger durch die Ungewissheit selbst entstehen, sondern vielmehr durch *die Mühe, die es kostet, dagegen anzukämpfen und sich zu versichern.* Dieses Buch kann Ihnen helfen, diese Last abzuwerfen.

1. Die Grenzen der Vergewisserung

Bestimmt kennen Sie das: Sie sind unschlüssig oder unsicher und vergewissern sich oder holen sich Bestätigung – und manchmal funktioniert es! Dann wiederum verlangt es Sie danach zu wissen, ob Sie sich wirklich richtig entschieden haben oder etwas klar genug beurteilen oder kein unzumutbares Risiko eingehen, aber das Bedürfnis ist zu stark. Keine Rückversicherung kann sie je beruhigen.

Es ist also nicht immer gleich, und meistens ist es wie im ersten Fall. Doch warum kann es auch anders sein? Warum drehen Sie sich manchmal in endlosen Spiralen aus Sorge und Beruhigung und manchmal nicht? Das ist eine wichtige Frage und daher handelt dieses Kapitel von dem grundlegenden Unterschied zwischen hilfreicher und nicht hilfreicher Vergewisserung und aus welchem Grund sie mal funktioniert und mal zur Falle wird.

1.1 Manchmal kann man sich durch Vergewisserung dauerhaft beruhigen, und manchmal nicht

Schauen wir uns zunächst den Normalfall an. Erstes Beispiel: Ihr Nachbar hat sich ein Auto gekauft, und zwar zum Schnäppchenpreis. Plötzlich fragen Sie sich voller Sorge, ob Sie für Ihr eigenes neues Auto vielleicht zu viel bezahlt haben. Eine Internetrecherche ergibt, dass der Preis – mehr oder weniger – angemessen war. Thema erledigt. Keine weitere Vergewisserung nötig.

Oder: Sie probieren ein Kleidungsstück an und fragen sich, ob Sie gut damit aussehen. Sie schauen in den Spiegel, wünschen sich, sie hätten ein paar Kilo weniger drauf, finden, dass es sitzt, und kaum sind Sie zur Tür raus, denken Sie schon nicht mehr darüber nach. Oder: Ihnen kommt der Gedanke, Sie könnten womöglich vergessen haben, eine Rechnung zu begleichen. Sie prüfen das einmal nach und stellen fest: schon erledigt. Alle Zweifel beseitigt.

In diesen Beispielen ging es um triviale Dinge. Vergewisserung kann jedoch auch bei gravierenderen nachhaltig helfen, wie wir beide, die wir uns auf die Behandlung von Menschen mit Angststörungen spezialisiert haben, es erleben. Viele von ihnen gehen nach einer erschreckenden Panikattacke zum Hausarzt und erfahren, dass sie keine körperliche Krankheit haben, sondern akute Angst. Richtig, bestätigen wir, es war kein Schlaganfall, auch kein Krebs, sie sind weder sterbenskrank noch verlieren sie den Verstand oder werden verrückt. Wir beruhigen sie, indem wir die Sache beim Namen nennen – Panikattacke – und erklären, was das ist, woher sie kommt und warum sie nicht gefährlich ist. Im Nu setzt Erleichterung ein – manchmal so stark, dass die Panikattacken sofort aufhören –, und so lernen die Betreffenden, sich nicht mehr zu fürchten, wenn sie Angst spüren. Spätestens nach ein paar Wochen Therapie bewerten sie ihren Zustand als „wesentlich besser".

Manchen Patient*innen hingegen helfen wissenschaftliche Fakten und Erklärungen nicht. Sie bekommen trotzdem eine Panikattacke nach der anderen. Auch ihnen hat der Hausarzt versichert, dass sie nicht ernsthaft krank sind. Sie erhalten dieselben Informationen von uns: Der Übeltäter heißt Angst, es ist eine Panikattacke und sie ist harmlos. Und trotzdem, die Beruhigung hält nicht an. Jedes Mal, wenn ihr Herz laut klopft oder sie sich komisch fühlen, rennen sie zur Ärztin, um sich noch einmal mehr zu versichern. Ungewissheit und Zweifel tauchen wieder auf und verursachen noch mehr Angst und Sorge. Die Therapie schlägt nicht an, die Panikattacken häufen sich, die Angst wird stärker, und mit ihren Zweifeln können sie keinen rechten Frieden schließen: „Woher kann ich mir ganz sicher sein, dass ich nicht kurz vor einem Herzinfarkt stehe? Ich brauche eine zweite (dritte) Meinung!" Ungehindert werden sie weiter von ihrer Angst traktiert, sie rennen von Arzt zu Arzt, von Therapeutin zu Therapeutin und versuchen, „sicher" herauszufinden, was mit ihnen los ist. Sie machen keine Fortschritte und verlangen weiter nach Gewissheit.

Und noch ein Beispiel: Auch beunruhigende Gedanken sprechen nicht immer auf beruhigende Informationen an. So berichtete eine Patientin von Dr. W., sie sei völlig mit den Nerven fertig, weil ihr beim Sex immer Bilder ihres vorherigen Freundes durch den Kopf gingen. Als sie erfuhr, dass es sich um bedeutungslose Symptome ihrer Zwangsstörung (OCD) handelte, die keiner Aufmerksamkeit und Analyse würdig seien, verschwanden sie von selbst. Ein junger Mann hingegen, dem das Bild in den Kopf schoss, wie er mit seiner Cousine, die noch ein Kleinkind war, Sex hatte, war so fixiert auf die abwegige Möglichkeit, ein Pädophiler zu sein, dass der Satz: „Das ist nur deine OCD, die sich hier meldet" ihm nicht half. Er mied Kinder, betete um Erlösung und verlangte ständig die Bestätigung, kein Pädophiler zu sein.

Es gibt also zwei Arten der Vergewisserung: Eine ist produktiv, die andere nicht. Der Weg aus der Falle führt nur über die Unterscheidung.

1.2 Produktive Vergewisserung

Die produktive Art der Vergewisserung ist lehrreich. So kann man zum Beispiel im Internet recherchieren oder andere fragen, die sich auf dem Gebiet auskennen, über das man mehr wissen möchte, damit man sich mit verschiedenen Optionen vertraut machen und sich auf die bestmögliche Entscheidung vorbereiten kann. Angst liebt Unwissenheit und diese wird durch Fakten abgebaut.

Sich produktiv zu vergewissern ist hilfreich. Wenn Sie dadurch letzte Unklarheiten beseitigen oder aber mit ihnen leben können, wirkt es angstmindernd. Erhalten Sie glaubwürdige, seriöse Informationen, stellt Sie das zufrieden, sodass Sie keine weiteren mehr nötig haben, nicht noch mehr Meinungen einholen oder nachforschen müssen, um ja alle Zweifel zu beseitigen. Die produktive Vergewisserung *bleibt haften.* Alles, was Sie brauchen, ist eine glaubwürdige Informationsquelle. Und wenn Ihnen doch etwas entgangen sein sollte, was höchstwahrscheinlich der Fall sein wird, können Sie das tolerieren. Sie müssen nicht jedem Link folgen oder weitergoogeln.

Manchmal genügt eine einzige Information zur vollständigen Beruhigung. Dr. S. war als Kind ängstlich. Einmal las er in einem Zeitungsartikel über die schrecklichen Symptome einer Krankheit und glaubte, sie alle bei sich selbst zu erkennen. Aber einen Begriff kannte er nicht, und wenn ihm den nur jemand erklärt hätte, dann wäre er enorm erleichtert gewesen. Das war der Begriff „Wechseljahre“ ...

Fakt ist: Wenn man sich mit einer einzigen sachlichen Information aus einer glaubwürdigen Quelle begnügt, landet man eher nicht in der Vergewisserungsfalle.

Produktive Vergewisserung führt zu einem Handlungsplan. An dem orientiert man sich, um etwas Bestimmtes zu tun. Beispiel: „Ich mache mir Sorgen, dass mein Kind sich unangemessene Websites anschaut, und jetzt habe ich eine App entdeckt, mit der man beim Surfen die Kontrolle über Webinhalte behält.“ Oder sie bewahrt vor einer falschen Entscheidung, z. B.: „Ich habe befürchtet, mein Haus könnte innen mit bleihaltiger Farbe gestrichen sein und müsste saniert werden. Dann habe ich herausgefunden, dass Farben seit 1978 bleifrei sind – und mein Haus ist Baujahr 1991.“ Oder man vergewissert sich erst gar nicht: „Mir kam ein seltsamer Gedanke – na und?“ Ob man nun handelt oder nicht – die Sache ist abgehakt, auch wenn vielleicht nicht alle Fragen beantwortet wurden.

Produktive Vergewisserung kann so einfach sein. Man schaut nach, ob man die Schlüssel eingesteckt oder eine E-Mail wirklich beantwortet hat. Sie wirft keine neuen Fragen oder Zweifel auf.

Und vor allem: Produktive Vergewisserung dreht sich nicht immerzu im Kreis. Sie beackert nicht wieder und wieder dasselbe Terrain. Sie zieht keine Flut von Nachfragen bei anderen Menschen nach sich oder Recherchen bei anderen Quellen oder Neuformulierungen des ewig gleichen Anliegens. Sie macht Fortschritte. Sie führt zu einem Handlungsplan.

Produktive Vergewisserung beseitigt keineswegs die Angst. Sie hilft aber, die Lage zu klären: Welche Informationen noch eingeholt oder welche Schritte noch unternommen werden müssen – selbst wenn diese vielleicht nur darin bestehen, untätig zu bleiben und die Sache auf sich beruhen zu belassen. Hier einige Beispiele:

Ängstlicher Gedanke: *Was ist, wenn meine Magenschmerzen von einem Krebsgeschwür kommen?*

Produktives Vergewissern bedeutet, Sie prüfen die Wahrscheinlichkeit der verschiedenen Optionen und entscheiden sich für eine verantwortungsvolle Vorgehensweise. Vielleicht führen Sie sich vor Augen, dass Sie schon einmal Magenschmerzen hatten, die sich dann aber als relativ harmlose Magen-Darm-Grippe herausstellten, und warten erst einmal ein paar Tage ab. Für eine gewisse Zeit ertragen Sie den Gedanken an die *Möglichkeit* einer ernsthaften Erkrankung. Sie spüren keine Dringlichkeit und müssen nicht auf Biegen oder Brechen sofort eine Antwort auf Ihre Frage haben. Sobald ein Handlungsplan steht, müssen Sie nicht immer wieder neu darüber nachdenken.

Ängstlicher Gedanke: *Was ist, wenn ich meinem Freund wehgetan habe?*

Falls Sie sich Sorgen machen, dass Sie einen Freund oder eine Freundin beleidigt haben, fragen Sie ihn oder sie am besten direkt (aber nur einmal!). Damit diese Vergewisserung produktiv ist, müssen Sie die Antwort bereitwillig akzeptieren, selbst wenn Sie nie sicher sein können, die Wahrheit zu hören und nicht nur eine höfliche Floskel oder eine Ausrede. Sie müssen sich mit der Antwort zufriedengeben und die Sache hinter sich lassen. Letzten Zweifeln dürfen Sie weder nachhängen noch das Ruder überlassen. Was auch immer an Zweifeln bleibt, sie können sie tolerieren.

Ängstlicher Gedanke: *Was ist, wenn das Flugzeug abstürzt?*

Gerade bei diesem Gedanken lassen sich die Nerven schnell von der Faktenlage beruhigen: Das Flugzeug ist so ziemlich das sicherste Transportmittel, das es gibt (auf jeden Fall sicherer als das Auto!). Wenn Sie eine Flugreise als akzeptables Risiko bewerten können, hilft Ihnen das, trotz der Sorge eine vernünftige Entscheidung zu treffen.

Wichtig, wenn auch bisweilen schwer nachvollziehbar ist, dass auch produktives Vergewissern keine absolute Sicherheit bewirkt. Letztlich ist alles eine Frage des Ermessens, man handelt eben nach bestem Gutdünken und akzeptiert die produktive

Vergewisserung Seite an Seite mit eventuellen Restzweifeln. Es besteht kein Bedürfnis nach absoluter Gewissheit.

Ob die Vergewisserung produktiv ist, erkennen Sie *nicht an dem, was Ihnen inhaltlich mitgeteilt wird, sondern an der Art, wie Sie darauf reagieren.* Eine produktive Vergewisserung befähigt Sie zum Handeln, *obwohl* Sie beunruhigt und verunsichert sind. Vollkommene Sicherheit ist nicht ihr Ziel.

> **Fakt ist:** Produktive Vergewisserung liefert keine hundertprozentige Sicherheit, erhöht aber enorm die Treffsicherheit.

Produktive Vergewisserung hat jedoch auch ihre Grenzen. Wenn es Ihnen trotz der Fakten übers Fliegen widerstrebt, ein Flugzeug zu besteigen, wissen Sie, dass Ihre Angst vorm Fliegen irrational ist und keine weiteren Fakten dagegen helfen. Oder wenn Ihre Freundin Ihnen versichert, dass Sie sie nicht verletzt haben, und Sie sich einfach nicht mit ihrer Antwort abfinden können oder wenn Sie Ihren Handlungsplan immer wieder überdenken und ändern oder wenn Sie wieder einmal Ihre Bedenken zu zerstreuen versuchen – dann helfen keine weiteren Fakten. Es liegt auf der Hand: Was Sie ursprünglich auf den Boden der Tatsachen bringen bzw. ein Problem lösen sollte, ist also in Wahrheit etwas ganz anderes: Sie sitzen in der Vergewisserungsfalle.

> **Fakt ist:** Wenn Sie in dem Bedürfnis nach Sicherheit gefangen sind, lösen weitere Fakten nicht das Problem.

Und sobald man in dem Bedürfnis nach Sicherheit gefangen ist, wird Vergewisserung *unproduktiv*.

1.3 Unproduktive Vergewisserung

Diese Art der Vergewisserung liefert weder vernünftige Handlungspläne noch hilfreiche Informationen. Was immer man ins Feld führt: Nichts bleibt hängen, nichts ist je genug. Dabei erfolgt der Einstieg recht harmlos, etwa indem man einen Freund nach seiner Meinung fragt oder sich selbst von der Dummheit eines Gedankens überzeugt. Anfangs tut die unproduktive Vergewisserung noch ganz produktiv. Doch eigentlich geht es ihr gar nicht um die Fakten. Sie hat vielmehr eine Aversion gegen Ungewissheit und will einfach weniger Angst haben. Mit ihr glaubt man an die Illusion der Gewissheit und bemüht sich darum.

Unproduktive Vergewisserung ist das Bestreben, Unruhe, Angst und Stress abzubauen. So vermag man sich eine Weile lang in Sicherheit zu wiegen und atmet erleichtert auf. Angenommen, Sie machen sich Sorgen um Ihren Sohn. Er ist viel reizbarer als sonst und Sie befürchten, er könnte einen Hirntumor haben. „Unwahrscheinlich", sagt eine Nachbarin. Augenblicklich geht es Ihnen besser. Aber hat die Nachbarin überhaupt Ahnung? Unweigerlich kehrt die Sorge zurück und damit auch das Bedürfnis nach Beruhigung. Anderes Szenario: Ihnen kommt der unpassende Gedanke, Ihnen könnte bei der Arbeit ein Fehler unterlaufen sein. Sie verschaffen sich Gewissheit, indem Sie den Gesichtsausdruck Ihrer Chefin mustern. Ihre Verunsicherung legt sich ein bisschen. Doch nur bis zum nächsten Gedanken: Wahrscheinlich hat sie den Fehler einfach noch nicht bemerkt.

Man kann sich unproduktive Vergewisserung auch als *fehlgeschlagene* Angstminderung vorstellen.

Fakt ist: Unproduktive Vergewisserung erzeugt die Illusion von Gewissheit – *vorübergehend.*

Ein Weg aus der Falle besteht darin, von der Vergewisserung abzusehen. Aber dafür muss man sie erst einmal erkennen. Wie Sie in der folgenden Abbildung sehen, gibt es drei leicht unterschiedliche Arten: *die verborgene, die leere und die kontrollierende Vergewisserung.* Jede versucht auf ihre Weise, Angst zu lindern, Sorgen abzubauen und irgendwie mit Ungewissheit klarzukommen.

Arten unproduktiver Vergewisserung

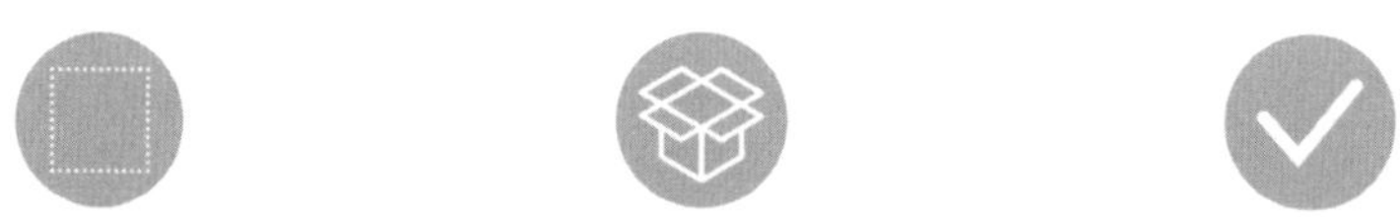

verborgen	leer	kontrollierend
außen Selbstgespräch	außen Selbstgespräch	im Verhalten mental

Abbildung 1: Arten unproduktiver Vergewisserung

1.3.1 Verborgene Vergewisserung

Diese Art der Vergewisserung ist der Versuch, die Angst möglichst unauffällig zu beruhigen. Gut getarnt tritt sie in vielerlei Gestalt auf, beispielsweise als kreatives Gedankenlesen, rationales Wegargumentieren sowie obsessives Planen, Analysieren und Grübeln. Vielleicht sind Sie so sehr daran gewöhnt, sich bei sich selbst oder bei anderen zu vergewissern, dass Sie es schon automatisch tun und es nicht mehr merken.

Halten Sie manchmal Ausschau nach Hinweisen, die dagegen sprechen, dass das Befürchtete nicht eingetroffen ist oder nicht eintreffen wird? Nehmen wir an, Sie gehen zur Mammografie und beobachten die Technikerin: Wirkt sie nervös oder entspannt? Können Sie an ihrem Gesicht etwas ablesen? Sie vergewissern sich in der Hoffnung auf Zeichen, dass alles in Ordnung ist. Oder wenn das Flugzeug gewaltig rüttelt und Sie den Flugbegleiter anstarren. Schaut er unerschrocken? Sie halten Ausschau nach Anhaltspunkten, dass die Turbulenzen nicht zu heftig sind und der Flug sicher verläuft. Die ruhige Art des Flugbegleiters stimmt Sie zuversichtlich – im Moment jedenfalls.

Manchmal läuft dieser Prozess noch unterschwelliger ab. Sie wollen doch nur „Feedback". Sie befürchten, eine dumme oder verletzende Bemerkung gemacht oder eine Präsentation vermasselt zu haben und scannen Ihre Umgebung nach anerkennenden Gesten oder Blicken ab. Alle Interaktionen beurteilen Sie sorgfältig, ob sie auf Kränkung oder Missbilligung hinweisen. Das Problem ist: Ihr Urteil ist subjektiv. Also bleibt es bei bloßen Vermutungen, die Sie natürlich jederzeit infrage stellen können. Sie werden sich niemals sicher sein. Pure Gedankenleserei. Stumme Bitten.

Verborgene Vergewisserung maskiert sich auch als „Planung". Zum Beispiel: Sie liegen nachts im Bett und überlegen sich, wie Sie auf alle möglichen Wendungen eines bevorstehenden Gesprächs reagieren könnten. Sie versuchen sich selbst davon zu überzeugen, dass Sie mit Ihrer perfekten Dialogvorlage etwaige Probleme oder Ziele meistern werden, egal was die anderen sagen oder tun. Oder Sie schmieden „Fluchtpläne" für Notlagen und fragen für alle Fälle beispielsweise als Erstes nach den Toiletten, oder Sie überlegen sich Ausreden, sollte die Angst überhandnehmen. Wie Sie vielleicht schon festgestellt haben, ist die Wirkung dieser Art von „Planung" nicht von Dauer: Sie verleiht Ihnen kein Vertrauen in Ihre Geistesgegenwart.

Manchmal nimmt verborgene Vergewisserung die Form rationaler Selbstgespräche an. Doch leider sind diese nicht von Substanz, und da man findet, das *sollte* aber so sein, ist die Frustration besonders groß. Setzt sich das zweifelnde „Ja, aber" durch, dreht sich der innere Streit zwischen dem rationalen und dem irrationalen Ich im Kreis und eskaliert. Ein solches rationales Selbstgespräch hat keinen Bestand, weil nichts, das nicht alle Restzweifel mit absoluter Sicherheit beseitigt, akzeptabel, erträglich oder erlaubt ist. Ihre Argumentation kann noch so gut sein – sie wird nicht überzeugen, *weil Ungewissheit einfach nicht sein darf.*

Derartige Selbstgespräche zur Bewältigung und Minderung der Angst vor der Ungewissheit misslingen. Sie mögen zwar Gegenargumente finden, aber lange werden Sie sich die nicht abkaufen. Hier einige Beispiele: „Ich liebe Kinder. Ich würde ihnen nie etwas antun." „Bestimmt hast du die Beträge korrekt addiert, das tust du doch immer." „Letztes Mal waren meine Sorgen ja auch unbegründet." Leider führt unproduktives Wegargumentieren in der Regel nur zur Eskalation. Das Erstellen von Für-und-Wider-Listen ist auch nicht besser. Dito das Rezept „negative Gedanken durch positive ersetzen".

Oder Sie fragen sich: „Wie groß ist die Wahrscheinlichkeit, dass es wirklich so schlimm kommt, wie ich es mir vorstelle?" Oder: „Wie wahrscheinlich ist es, dass das eintritt?" Oder das endlos wiederholte Mantra von der Wahrscheinlichkeit von 0,01 %, dass die Kellnerin über Ihren Teller gehustet hat oder von der Wahrscheinlichkeit von eins zu einer Million, dass es heute einen Terrorangriff im Shopping-Center geben wird. Die meisten in der Vergewisserungsfalle Gefangenen wissen schon, worauf das hinausläuft: Es geht nach hinten los.

Hier eine kleine, aber feine Variante: Mal angenommen, Sie fahren mit dem Auto über eine Brücke und haben Angst, plötzlich abzustürzen. Ihr Therapeut hat Ihnen geraten, sich mit Ihrer Angst zu konfrontieren und trotzdem über die Brücke zu fahren. Wenn Sie sich nun wiederholt zur Beruhigung sagen: „Mein Therapeut würde mich doch keiner Gefahr aussetzen", wird Ihre Angst einen Augenblick lang nachlassen. Doch im nächsten werden Sie sich fragen, ob Sie ihm alles richtig erklärt haben und er wirklich Ahnung hat. Sie könnten ja auch jene berühmte Ausnahme sein, die die Regel bestätigt.

Fakt ist: Die Wahrscheinlichkeitsberechnung negativer Folgen ist keine langfristige Lösung.

Sich bei anderen klammheimlich Versicherungen zu holen geht auch, indem man umgekehrt ihnen gut zuredet. Man darf nur keine Einwände kassieren. Einige Beispiele für solche unausgesprochene Bitten:

- Das wird mein Problem lösen. (Nicht wahr?)
- Ich habe ihn nicht verletzt. (Oder doch?)
- Ich habe niemanden überfahren. (Du hast nichts gesehen, oder?)
- Ich liebe dich. (Liebst du mich auch?)
- Ich bin echt in Ordnung. (Findest du das auch?)
- Das war eine gute Therapiesitzung. (Oder etwa nicht?)

Wer Bestätigungen braucht, schämt sich oft, direkt darum zu bitten, weil man nun einmal selbstsicher *zu sein hat*. Meist gehen ihnen die anderen auf den Leim und geben freundlicherweise ihre Zustimmung oder haben zumindest nichts dagegen einzuwenden.

Fakt ist: Gedankenlesen, nutzlose Selbstgespräche und stumme Bitten sind Formen der verborgenen unproduktiven Vergewisserung.

1.3.2 Leere Vergewisserung

Die zweite Art der unproduktiven Vergewisserung ist, sie sich bei Menschen zu holen, die es auch nicht besser wissen. Dann geht sie ins Leere. Häufig ist das eine Bitte um Antwort auf Fragen, für die es keine Antworten gibt, etwa was die Zukunft bringen oder ob einem etwas zustoßen wird – als ob irgendjemand in der Lage wäre, Glück, Erfolg oder Gerechtigkeit zu garantieren. *Die Beruhigung ist eine hohle Nuss.* Sie ist unvernünftig, ohne Sinn und Wert und zieht die Schlinge unabsichtlich noch enger.

Ich, Dr. S., hatte einen Patienten, der sich viele Sorgen um seinen Gesundheitszustand machte. Einmal hustete er in der Sitzung und fragte sofort, ob er wohl Lungenkrebs haben könnte. Er wollte von mir die Versicherung, keine ernsthafte Krankheit zu haben, obwohl ich nicht mehr Informationen hatte als jeder beliebige andere Mensch auf der Straße.

- „Sag mir, dass das Flugzeug nicht abstürzen wird."
- „Sag mir, dass ich die Prüfung mit Bestnote bestehen werde."
- „Sag mir, dass diese Kopfschmerzen keinen Schlaganfall bedeuten."
- „Werde ich auch bestimmt wieder gesund?"
- „Mein Sohn wird es doch sicher auf eine Spitzenuni schaffen, was meinen Sie?"

Das sind alles Beispiele für das Heischen nach „leerer" bzw. unproduktiver Gewissheit. Jede Frage, die so beginnt: „Bist du dir ganz sicher, dass das passiert oder jenes nicht?", ist eine Bitte um eine „leere" Vergewisserung.

Man bekommt sie noch dazu sehr leicht. Im Selbstgespräch können wir uns im Nu selbst damit versorgen („Echt, wie dumm von mir! Alles wird gut!") Und viele Menschen geben bei Nachfrage zu, dass sie sich sinnlose Antworten wie diese nur schwer verkneifen können — es sei doch irgendwie gemein, zweifelnden Menschen nicht die benötigte Versicherung zu gewähren. Also liefern sie die vorübergehende Beruhigung und geleiten die betreffende Person, ohne sich dessen bewusst zu sein, geradewegs in die Vergewisserungsfalle. Ein exzessives Bedürfnis nach leerer Versicherung ist wie Suchtverhalten. „Vergewisserungsjunkies“ kommen sich albern vor, nerven und verärgern Freund*innen und Familienangehörige.

1.3.3 Kontrollierende Vergewisserung

Diese Vergewisserungsart bezeichnet das Verhalten, mit dem man *absolut sichergehen* will, sämtliche zukünftig eventuell auftretende Gefahren beseitigt zu haben. „Ich schau zur Sicherheit noch mal nach, ein letztes Mal noch.“

Die Palette der Kontrollmöglichkeiten ist breit: Gasherde, Wohnungsbeleuchtung, Bügeleisen, Schlösser und Riegel von Türen und Fenstern, Wecker, Wetterbericht sowie Taschen und Portemonnaies, zu Hause wie auf der Arbeit und auch an andere gewandt, zum Beispiel so: „Stimmt meine Erinnerung?“ „Habe ich gerade recht gehört?“ „Hast du gesehen, dass ich meine Tabletten genommen habe?“ „Könntest du noch einmal nachschauen, ob ich genau nachgeschaut habe?“

Unter Kontrollzwang leidet meist, wer zur Erlangung unerreichbarer Gewissheit immer wieder dieselben Informationen im Internet nachliest oder E-Mails und andere Nachrichten checkt, um sicherzugehen, dass alles okay und man nicht dringend gebraucht wird. Oder wer sich ein übers andere Mal entschuldigt, damit die anderen nicht beleidigt oder verärgert sind etwas, das, was man gesagt oder getan hat.

Manche bringt der Wunsch, sich durch Kontrolle zu beruhigen, auf weit hergeholte Ideen: „Habe ich womöglich jemanden angefahren oder was war das für ein Rumpeln vorhin? Sollte ich vorsichtshalber umkehren und nachschauen? Oder vielleicht die Abendnachrichten anschalten und hören, ob ein Unfall gemeldet wurde?“ Und manche Gedanken klingen geradezu absurd: „Ich weiß, das ist komplett unlogisch, aber lass mich noch einmal nachschauen, ob ich das Kind nicht doch im Kühlschrank eingeschlossen habe.“

Viele glauben, einfach nur extra gründlich recherchieren zu wollen: „Ich muss genau wissen, ob diese neuen Teppiche lebensgefährliche Schadstoffe enthalten oder nicht – es gibt da noch eine Studie, die ich unbedingt lesen muss, nur noch diese eine.“ Oder: „Ich habe noch nicht genug Erkundigungen eingeholt, welche Schule für meine Tochter am besten ist – die Anmeldefrist ist zwar schon um, aber ich muss einfach noch mehr herausfinden.“ Vielleicht beginnt es sogar mit etwas *Sinnvollem*, wenn man beispielsweise zur Sicherheit nachschaut, ob man Portemonnaie, Schlüssel und Telefon dabei hat, und für den Notfall die Beruhigungstabletten ... nur einmal ... oder auch zweimal, denn es *könnte* ja sein, dass man das Portemonnaie beim ersten Mal versehentlich ausgepackt hat ... oder auch den Schlüssel ... oder vielleicht auch nicht. Das kann ewig so weitergehen.

Kontrollierende Vergewisserungsaktionen schießen wie Pilze aus dem Boden und verwandeln Mückenaufgaben in Elefantenprojekte. Das kann als einfache Google-Recherche beginnen oder als einmalige Frage, *nur so, zur Sicherheit*. Doch einzelne Recherchen und Fragen führen zu weiteren Recherchen und Fragen, die zusätzliche Zweifel aufwerfen. Und so kommt man vom Hölzchen aufs Stöckchen, die Sorgen treiben immer neue Blüten. Am Ende gerät die ursprüngliche Frage völlig aus dem Blick. Manche können nicht mehr aufhören zu kontrollieren und verbringen den ganzen Tag damit, selbst wenn sie wissen, dass sie sich im Kreis drehen und die Dinge aus dem Ruder laufen lassen. Sie beschreiben sich selbst als „wie besessen". Aber es ist keine Besessenheit, sondern Zwang, weil die Betroffenen sich ihrer Irrationalität bewusst sind und sich trotzdem zum Kontrollieren gezwungen fühlen.

Geht Ihnen das auch so, dass nicht aufhören können und sich selbst (und andere auch) verrückt machen? Und dass Sie, wenn Sie das direkte Kontrollieren unterdrücken, sich auf andere, indirekte Weise vergewissern? Dann führen Sie stattdessen kontrollierende Selbstgespräche, indem Sie etwa „rational argumentieren", sich an die letzte Kontrolle erinnern oder eine Selbstberuhigungstechnik aus der Therapie oder einem Selbsthilfebuch ausprobieren. Egal, ob Sie sich von der „Wahrscheinlichkeit" überzeugen oder davon, dass Ihr Gedächtnis normal funktioniert, Sie etwas „bestimmt richtig gemacht" oder sowieso nachgeschaut haben – es wirkt nur bis zum nächsten Zweifel.

Manche trifft der Kontrollzwang mit seiner Flut an automatischen Zweifeln kurz vor Abschluss einer Aufgabe: „Stimmt die Summe?" „Habe ich das, was ich gerade gelesen habe, auch wirklich verstanden?" „Weiß ich noch *genau*, was sie gesagt hat oder was ich tun soll?" „Ist das jetzt ganz sicher fertig?" „War ich konzentriert oder fokussiert genug?" Es klingt für sie wie eine Warnung: Achtung, hier stimmt etwas nicht! Und so überprüfen sie das bisher Erledigte gezwungenermaßen oder tun dieselbe Sache mehrmals. Wiederholung (z. B. der Lektüre) soll Gewissheit bringen, ebenso die Gedächtnisüberprüfung. Zur Sicherheit, dass sie alles genau verstanden haben und auch korrekt und vollständig in Erinnerung behalten, spulen sie das Gesagte oder Getane innerlich noch einmal in allen Einzelheiten ab. Doch statt sich beruhigt zu legen, kehren die Zweifel unweigerlich zurück, und zwar noch stärker. Im Extremfall kann sich mentales Kontrollieren zu einer Gedankenschleife verfangen, die ein Eigenleben entwickelt, von der Gegenwart ablenkt und das Leben zu Qual macht. So ist gedankliches Überprüfen als Alternative zu tatsächlicher Kontrolle genauso unproduktiv.

Haben Sie gerade dasselbe noch und noch mal gelesen, damit Sie sich ganz gewiss sind, dass Sie es vollkommen verstanden haben und sich einprägen können? Sie sind einfach nur langsam im Lesen? Könnte es in Wirklichkeit an einem Kontrollzwang liegen?

1.4 Wenn Vergewisserung nicht nachhaltig wirkt

Nachdem wir die verschiedenen Arten unproduktiver Vergewisserung kennengelernt haben, wollen wir uns nun einer Patientin unserer Praxis widmen, die unter Panikattacken leidet. Wir versuchen sie zu bestärken und zu beruhigen, aber nichts ist von bleibender Wirkung.

Mit jeder Erklärung, jeder Versicherung, jeder Information, die wir ihr geben, verliert die Ungewissheit ein wenig Einfluss auf sie. Und momentan verschafft ihr das tatsächlich auch Erleichterung: „Alles klar – dieser Schrecken, ich könnte einen Herzinfarkt haben oder langsam verrückt werden, ist unangenehm, aber harmlos. Es ist nur Angst. Ich bin nicht in Gefahr und kann mich entspannen."

Doch wie gesagt landet man nicht nur in der Falle, wenn man sich bei anderen versichert, sondern auch dann, wenn man es selbst tut. Man will *heraus* und redet bestärkend auf sich selbst ein – was genauso wenig hilft wie die bestärkenden Worte von anderen. Und so wird auch unsere Patientin erneut von Angst und Ungewissheit überwältigt.

Kurz nach der Therapiesitzung fragt sie sich: „Aber warum spüre ich denn dieses Herzrasen (oder fühle mich so komisch benebelt im Kopf) und woher will Dr. S. denn überhaupt wissen, dass ich nicht doch gleich einen Schlaganfall bekomme oder in Ohnmacht falle? Ich bin mir einfach nicht sicher!" Die Ängste rücken in den Mittelpunkt. Sie geht wieder zum Arzt oder befragt Dr. Google (oder beides) und bekommt abermals eine Panikattacke. Also braucht sie noch mehr Gewissheit. Weitere Untersuchungen und Informationen sollen ihr versichern, dass ihre Symptome von der Panik herrühren und sie nicht todkrank ist. Für eine Weile verschaffen sie ihr Erleichterung, und dann beginnt der ganze Kreislauf von vorn.

Angenommen, Sie haben schreckliche Angst um Ihre Tochter. Was ist, wenn sie einen Autounfall hat? Also bitten Sie sie per SMS, gut auf sich aufzupassen. Sie lassen sie nicht mehr aus den Augen, installieren eine GPS-APP auf Ihrem Handy, verlangen eine Rückmeldung, sobald sie irgendwo angekommen ist. Mit jeder Alles-okay-Nachricht, mit jedem Blick auf die App, die den Aufenthaltsort Ihrer Tochter verrät, setzt Erleichterung ein und Sie beruhigen sich. Aber wie viel Sie auch kontrollieren oder sich gut zureden, dass wahrscheinlich alles in Ordnung ist – Ihre Ängste legen sich nicht. Keine Vergewisserung ist je genug. Sie sind nach wie vor um die Sicherheit Ihrer

Tochter besorgt, können das Gefühl einfach nicht abschütteln und hören nicht auf, sie mit Ihrer übertriebenen Kontrolle zu belästigen. Denn dass noch nichts passiert ist garantiert ja nicht, dass das auch in Zukunft so bleibt.

Vergewissern hilft – das schon –, aber eben nur kurz. Dann schleichen sich erneut ernsthafte Zweifel ein, die weitere Vergewisserung fordern. Ob Sie sich richtig entschieden haben, vorsichtig oder abgesichert genug sind oder sich selbst genau kennen (oder einen passablen Text geschrieben haben) – *wirklich sicher* können Sie sich einfach nicht sein. Und deshalb kontrollieren Sie gezwungenermaßen noch einmal nach.

Zweifeln Sie an getroffenen Entscheidungen? Oder fällt es Ihnen schwer, sie durchzuziehen? Gehen sie fest entschlossen zu Bett und wachen dann mit der schrecklichen Befürchtung auf, einen Riesenfehler gemacht zu haben? Vielleicht rechnen Sie mit einer Katastrophe („Ich habe so lange damit gewartet, bis ich meiner Ärztin von den Kopfschmerzen erzählt habe. Vielleicht ist der Hirntumor inzwischen zu groß für eine OP und nicht mehr heilbar") oder Sie nehmen sich etwas viel zu sehr zu Herzen („Nach meiner blöden Bemerkung werde ich mich da nie wieder blicken lassen können") oder machen sich einen Kopf um Nichtigkeiten („Was ist, wenn ich einen Rabatt-Coupon verfallen lasse?").

Der Knackpunkt ist: Egal ob die Folgen objektiv betrachtet katastrophal oder trivial sind – das Ausmaß Ihrer Aufregung ist gleich stark. *Sie können es nicht ertragen, sich nicht sicher zu sein.* So hören wir von Angstpatient*innen oft: „Die Gewissheit, dass ich Krebs habe, ist mir lieber als die Ungewissheit beim Warten auf den Untersuchungsbefund. Aber auch wenn der negativ ausfällt, werde ich mir bestimmt Sorgen machen, er könnte womöglich falsch sein, und einen weiteren Test wollen."

Fakt ist: Worum Sie sich Sorgen machen oder was Sie befürchten, ist im Grunde egal. Ungewissheit und die mangelnde Bereitschaft zu akzeptieren, *dass man sich nie sicher sein kann,* verursachen den meisten Kummer.

Es geht also um die Ungewissheit. Da Sie das nun wissen, können Sie auch verstehen, warum bestimmte Selbstgespräche problematisch sind. Langfristig hilft es einfach nicht, sich mehr Vertrauen einzureden (oder die irrationale bzw. negative Einstellung auszureden). Warum, erfahren Sie als Nächstes.

1.5 Unproduktive Vergewisserung durch bewältigungsstrategisches Selbstgespräch

Anleitungen zur Selbsthilfe oder Selbstoptimierung bei Angst, Traurigkeit oder Niedergeschlagenheit enthalten üblicherweise den Rat, sich selbst Mut zuzusprechen, etwa in Form von bewusst herbeigeführten Selbstgesprächen, auch *positives Denken, Affirmation oder Erfolgsvisualisierung* genannt. Das klingt, als wäre es tatsächlich möglich, Zweifel aus dem Weg zu räumen, das Selbstvertrauen zu stärken oder Pessimismus durch Optimismus zu ersetzen – und schon ginge es einem besser. Das klingt wie magisches Denken, als ob die innere Einstellung die äußere Realität beeinflussen könnte, im Sinne von *Negatives zieht Negatives und Positives Positives an.* Was im Umkehrschluss hieße: Wenn etwas schiefläuft, liegt das an der negativen Einstellung.

Wer in der Vergewisserungsfalle steckt, weiß zumeist schon, dass ein positiver Fokus oder das Ersetzen von einem Gedanken durch einen anderen nichts bringt.

> **Fakt ist:** „Ersetze negative Gedanken durch positive" haut niemanden aus der Vergewisserungsfalle heraus.

Selbstgespräche können hilfreich sein oder auch nicht

Da Sie nun mehr darüber wissen, was es mit der Vergewisserung auf sich hat, werden Sie wahrscheinlich verstehen, dass auch vergewissernde Selbstgespräche produktiv oder unproduktiv sein können. Die Unterscheidung ist wichtig, denn wenn Sie die unproduktiven immer weiter betreiben, im Stillen, aber verzweifelten Verlangen nach Gewissheit, werden Sie die Schlingen der Vergewisserungsfalle ganz gewiss noch fester zuziehen.

Hier einige Beispiele für *produktive* Selbstgespräche:

- Auch wenn ich Angst habe, kann ich einen Fuß vor den anderen setzen.
- Ich kann das tun, obwohl ich mir nicht absolut sicher bin.
- Es ist okay, Angst zu haben und es trotzdem zu tun.
- Ich kann weitermachen, ohne mir Gewissheit zu verschaffen, auch wenn ich mir gerne sicherer wäre.
- Ich habe mal wieder Zweifel. Es sind aber weder Botschaften noch Signale. Die kommen automatisch.

- Ich vermute mal, dass das so am besten ist, und weil ich sonst nicht vom Fleck komme, mach ich das jetzt einfach so.
- Ich habe den Gedanken, dass ... [etwas Schlimmes]. Na und?!
- Ich komme auch ohne Nachkontrolle mit diesem Gefühl klar.

Wie Ihnen bestimmt aufgefallen ist, wird Ungewissheit in allen Beispielen dadurch bewältigt, dass man sie bestehen lässt. Angst wird nicht beruhigt, indem man innehält und sich ihr entzieht, sondern wird durch Weitermachen und Weitergehen bewältigt.

Hier nun einige Beispiele für *unproduktive* Selbstgespräche. Achtung: Hinter jeder Bemerkung steckt der Versuch, die Ungewissheit zu beseitigen.

- Alles wird gut.
- Bevor ich fliege, schaue ich zur Sicherheit nach dem Wetter.
- Mir werden keine Fehler passieren.
- Gott würde mir nie Krebs geben oder mir meine Kinder nehmen.
- Wenn mir danach ist, kann ich jederzeit gehen.
- Ich bin ein guter Mensch – niemals würde ich so etwas tun.
- Ich muss alle Zweifel aus dem Weg räumen.
- Hör auf, an das Negative zu denken; denk an das Positive!

Fakt ist: Selbstgespräche können helfen oder nicht, je nachdem, ob die Vergewisserung produktiv oder unproduktiv ist.

In der Tabelle sehen Sie den Unterschied zwischen produktiver und unproduktiver Vergewisserung.

Produktive Vergewisserung	Unproduktive Vergewisserung
Frau Doktor, bedeutet dieses Testergebnis Krebs?	Herr Doktor, ich werde doch keinen Krebs bekommen, oder?
Bist du gut gelandet?	Ist dieser Flug auch sicher?
Liebst du mich?	Wirst du mich immer lieben?
Sind Sie mit meiner Arbeit zufrieden?	Sie werden mich nicht entlassen, oder?
Das ist ein unerwünschter, aufdringlicher Gedanke	Bist du dir absolut sicher, dass ich diesen Gedanken nicht in die Tat umsetze?
Wenn ich einen Fehler gemacht habe, kann ich damit umgehen.	Ich hätte diesen Fehler nicht machen dürfen.

Produktive Vergewisserung	Unproduktive Vergewisserung
Zwiespältige Gefühle sind normal.	Diesen Gedanken werde ich nie wieder zulassen.
Zweifel sind keine Warnungen, sondern Gedanken.	Wie wahrscheinlich ist es, dass das stimmt?

Es geht voran

In diesem Kapitel haben wir die verschiedenen Arten der Vergewisserung erläutert, zwischen ihren produktiven und unproduktiven Formen unterschieden und gezeigt, wie man sich bei sich selbst oder bei anderen versichert. Im nächsten Kapitel geht es um das, was in der Vergewisserungsfalle geschieht. Wir hören zwei innere Stimmen, die die Falle bilden und Sie hineinlocken, und eine dritte, die Ihnen den Weg ins Freie zeigt.

2. Wie innere Stimmen die Falle zu- und aufschnappen lassen

In diesem Kapitel schauen wir, was in unserem Kopf passiert, wenn wir uns von beängstigenden Gedanken und Gefühlen befreien wollen und dabei unversehens in der Falle landen.

2.1 Normale innere Stimmen

In unserem Kopf unterhalten sich verschiedene Stimmen miteinander. Nicht wirklich *hörbar,* aber trotzdem nehmen wir sie wahr, nämlich dann, wenn wir mit uns selbst hadern und im Geiste erbitterte Debatten führen. Innere Stimmen warnen, beruhigen und machen bange.

Innere Stimmen klingen widersprüchlich: „Einerseits finde ich das so und andererseits aber so." Wie oft sagen Sie das?

Die Vielfalt an Gedanken und Gefühlen *wegen ein und derselben Sache und zudem gleichzeitig* ist bemerkenswert und geradezu faszinierend. Ohne sie könnten wir sicher messerscharfe Entscheidungen treffen. Nur wäre das Leben dann längst nicht so interessant und spannend.

In der Vergewisserungsfalle klagen die Betroffenen über einen vollen Kopf, in dem zu viele Stimmen zu schnell und zu laut reden und Krach veranstalten. Wer soll da noch durchblicken? Sie wünschen sich nichts als Ruhe und Frieden. Wenn sie doch nur die Lautstärke herunterdrehen und den inneren Zwist beilegen könnten! Kommen sie zu uns zur Behandlung, müssen wir ihnen leider mitteilen, dass innere Stimmen zum Schweigen zu bringen keine Option ist. Langsamer machen, zuhören und anders darauf reagieren hingegen schon.

In unserem vorigen Buch „Tyrannen in meinem Kopf – Zwangsgedanken überwinden" (Winston & Seif 2018) haben wir drei Charaktere vorgestellt, welche die typischen inneren Stimmen angstgeplagter Seelen verkörpern. Zwei von ihnen, namens *Bangemacher* and *Vermeintliche Beruhigung,* betreiben die Vergewisserungsfalle. Die dritte, *Stimme der Vernunft*, kommentiert das Geschehen als urteilsfreie Beobachterin und zeigt einen Weg aus der Falle heraus.

Der Bangemacher

Sein Name ist Programm. Er ist der Zweifler, die Stimme der beängstigenden Gedanken und Gefühle, des ewigen „Was, wenn" und „Ja, aber". Ungemein kreativ und fantasievoll, denkt er sich ständig Katastrophen aus und stürzt sich begierig auf jedes mögliche Unglück. Dabei will er doch nur unbedingt sichergehen, dass alles gut wird. Er verlangt nach Gewissheit und rebelliert gegen Ungewissheit oder Ambivalenz. Für ihn gibt es nur ganz oder gar nicht. Warten fällt ihm schwer. Alles ist dringend und wichtig und muss auf der Stelle geschehen. Er verlangt nach Aufmerksamkeit, will beruhigt und getröstet werden, und wenn man es nicht tut, dann jammert er und rastet aus.

Vermeintliche Beruhigung

Die zweite Stimme braucht nur eine leise Andeutung von Angst oder Zweifel und schon spendet sie – wie aus der Pistole geschossen – tröstliche Gewissheit. Sie ist die umgehende Antwort auf die Frage „Und was ist, wenn?" des Bangemachers. Seine sofortige Beschwichtigung ist ihre Mission. Sie widerspricht ihm und versucht, ihn mit rationalen Argumenten zu überzeugen, zum Schweigen zu bringen oder abzulenken. Sie rät zum Ausweichen und Vermeiden. Wie ihr Name vermuten lässt, sind ihre Versicherungen *unproduktiv*. Da sie dem Bangemacher keine nachhaltige Gewissheit verschaffen kann, stößt sie bei ihm zwangsläufig weitere Bedenken an. Woraufhin sie wieder eingreifen muss und ihn damit abermals triggert. Der Bangemacher will anscheinend immer das letzte Wort haben: So nimmt die Angst zu und die Ungewissheitstoleranz ab.

Stimme der Vernunft

Die dritte im Bunde ist eine Art innere Weisheit. Diese kluge Stimme erhebt sich über das unnütze Wechselspiel zwischen dem Bangemacher und Vermeintliche Beruhigung. Aus Erfahrung weiß sie, dass Zweifel ein natürliches Produkt des menschlichen Denkapparates sind, dass manche Gedanken keiner Beachtung oder Reaktion würdig sind und dass es für nichts eine Garantie gibt. Sie hat erkannt, dass alles Streben nach ultimativer Gewissheit vergeblich ist und langfristig mehr Leid erzeugt. Sie hat verstanden, dass die meisten Gedanken – sogar die von der Sorte „Wenn" und „Aber" – keine Gefahr signalisieren. Außerdem ist ihr bewusst, dass das Gehirn Fehlalarm auslösen kann, und sie weiß, wie man am besten damit umgeht: nicht mit unmittelbarem und dringendem Aktionismus, sondern indem man einfach Zeit verstreichen lässt. Stimme der Vernunft ist achtsam; sie vermag das Denken urteilsfrei zu beobachten und verstrickt sich nicht in den Streit zwischen dem Bangemacher und Vermeintliche Beruhigung. Stimme der Vernunft wertet und kritisiert nicht, sie ist einfach nur weise und klug.

Der Weg aus der Vergewisserungsfalle führt vor allem über die Stimme der Vernunft, ihre Fähigkeit, den inneren Dialog mitzuverfolgen, insbesondere aber die, das Hin und Her zwischen dem Bangemacher und Vermeintliche Beruhigung unvoreingenommen und unkritisch zu durchschauen.

2.2 Diskussionen zwischen dem Bangemacher und Vermeintliche Beruhigung

Nun möchten wir Ihnen einen Geschmack geben von dem Austausch zwischen dem Bangemacher und Vermeintliche Beruhigung, damit Sie verstehen, weshalb Sie sich die unproduktive Vergewisserung nur mithilfe von Stimme der Vernunft abgewöhnen können.

Ein typischer Dialog in der Vergewisserungsfalle:

Der Bangemacher: Ich mache mir Sorgen. Ich glaube, ich habe den Herd angelassen.

Vermeintliche Beruhigung: Sei nicht dumm! Natürlich hast du ihn abgeschaltet. Du bist doch ausgesprochen zuverlässig und verantwortungsbewusst.

Der Bangemacher: Ja schon, aber vor zwei Jahren war ich gerade am Gehen, als mir auffiel, dass eine Herdplatte noch an war.

Vermeintliche Beruhigung: Na ja, kein Mensch ist vollkommen. Sei nicht so streng mit dir selbst, wegen diesem einen Mal.

Der Bangemacher: Aber ich hätte das ganze Haus abfackeln können! Und dann wäre ich obdachlos.

Vermeintliche Beruhigung: Jetzt im Ernst – was glaubst du, wie wahrscheinlich das ist? Höchst unwahrscheinlich!

Der Bangemacher: Aber ein einziges Mal ist doch schon zu viel! Ich muss unbedingt sichergehen, dass der Herd aus ist.

Vermeintliche Beruhigung: Also, wenn du dir hundertpro sicher sein willst, dann solltest du eventuell alles stehen und liegen lassen und nachschauen.

Der Bangemacher: Okay, aber beim letzten Mal habe ich deswegen Ärger auf der Arbeit bekommen. Und anschließend war ich so in Sorge, ich könnte in der

Aufregung den Herd aus Versehen wieder angestellt haben. Vielleicht stimmt etwas nicht mit meinem Gedächtnis.

Sie sehen, Vermeintliche Beruhigung kann den Bangemacher nicht von seinem beharrlichen Verlangen nach Gewissheit abbringen. In der Tat denkt er sich als Antwort auf die Hilfsangebote von Vermeintliche Beruhigung immer neue Gründe für Sorgen aus. Beide sind Gefangene und durch den Kreislauf aus „Sorge–Vergewisserung–Sorge“ gleichzeitig auch Betreiber der Vergewisserungsfalle. Wenn Sie darin feststecken, gerät Ihre Sichtweise in Schieflage und stellt um auf emotionalen Tunnelblick, mit dem Sie nur noch ein Ziel fixieren: absolute, definitive hundertprozentige Gewissheit.

Stimme der Vernunft schreitet ein

An dieser Stelle kann Stimme der Vernunft etwas verändern. Achten Sie darauf, was geschieht, sobald sie sich in das Gespräch einmischt.

STIMME DER VERNUNFT: Könnt ihr mir etwas nennen, das total risikofrei ist?
(Schweigen …)
STIMME DER VERNUNFT: Seht ihr, euch fällt nichts ein. Weil eben immer ein gewisses Risiko bleibt. Wenn es aber keine Garantie gibt, wie kannst du dann sicher wissen wollen, ob du den Herd ausgeschaltet hast?
DER BANGEMACHER: Weil ich Ungewissheit nicht ertrage.
STIMME DER VERNUNFT: Du nimmst deine Gedanken zu ernst. Und übersiehst: Es sind nur Gedanken, selbst die furchteinflößenden. Dir kann jederzeit alles Mögliche zustoßen, du kannst dir nie sicher sein, und doch hältst du das aus. Eine dieser Möglichkeiten ist dir gerade eingefallen und hat dich erschreckt.
VERMEINTLICHE BERUHIGUNG: Er regt sich immer so schnell auf. Ich versuche nur zu helfen.
STIMME DER VERNUNFT: Verstehe. Du glaubst, du musst ihn jedes Mal beruhigen, wenn er besorgniserregende Dinge zur Sprache bringt. Das hat bisher nicht funktioniert – also warum sollte es dann in Zukunft funktionieren? *Du redest ihm ein, er könne es mit allen Ängsten und Zweifeln aufnehmen.* Und bestärkst ihn in dem Glauben, dass diese Gedanken tatsächlich vor Gefahren warnen. Einmal Nachschauen ist okay, und dann schauen wir, wie wir mit der verbleibenden Ungewissheit umgehen. Das erspart langfristig einiges an Qualen.

In diesem Dialog weist Stimme der Vernunft dem Bangemacher und Vermeintlicher Beruhigung einen Weg aus der Vergewisserungsfalle. Zugegeben, es ist kein leichter

Weg, denn er bringt unangenehme Gefühle mit sich, die auszuhalten sind. Aber Stimme der Vernunft zeigt die Richtung.

Die Unterhaltungen zwischen dem Bangemacher und Vermeintliche Beruhigung sind die treibenden Kräfte, die die Vergewisserungsfalle entstehen lassen, und Stimme der Vernunft ist der Lösungsweg.

Fakt ist: Das Hin und Her zwischen dem Bangemacher und Vermeintlicher Beruhigung führt in die Vergewisserungsfalle hinein und Stimme der Vernunft aus ihr heraus.

Hier noch ein Gespräch zwischen dem Bangemacher und Vermeintliche Beruhigung, bei dem die Sorge inhaltlich eine ganz andere, vom Muster her aber gleich ist: Der Bangemacher verlangt nach Gewissheit und Vermeintliche Beruhigung reißt sich Arme und Beine aus, um sie ihm zu verschaffen.

Der Bangemacher: Ich mache mir Sorgen, dass mit meinem Gehirn etwas nicht in Ordnung ist. Ich kann mich nicht recht konzentrieren.

Vermeintliche Beruhigung: Mit deinem Gehirn? Du bist doch so intelligent. Du hast nichts.

Der Bangemacher: Ja, gut, ich hoffe, ich werde nicht dement. Das wäre total furchtbar.

Vermeintliche Beruhigung: Dement? Wie heißt der Präsident und was hast du gestern zu Abend gegessen? Wenn du das weißt, dann ist alles in Ordnung.

Der Bangemacher: Das ist mir zu simpel. Vielleicht lässt mein Gedächtnis nach und ich merke es nicht mal, wenn ich etwas vergesse. Das beginnt ja schleichend. Gestern ist mir der Name von dem Schauspieler nicht mehr eingefallen und dann habe ich auch noch den Faden beim Lesen verloren.

Vermeintliche Beruhigung: Hör sofort mit diesen negativen Gedanken auf! Denk positiv! Du hast heute deine Arbeit erledigt, bist mit dem Auto gefahren, also auf mich wirkst du topfit. Ganz sicher. Denk einfach nicht darüber nach.

Der Bangemacher: Mir fallen aber ständig Dinge auf. Zum Beispiel als ich den Scheck unterschrieben habe, war ich mir beim Datum etwas unsicher. Wenn ich nun senil werde – ich bin dem einfach nicht gewachsen.

Vermeintliche Beruhigung: Zähl mal von hundert rückwärts. Wenn du das schaffst, weißt du, dass du nicht senil bist. Außerdem bist du doch erst siebenundvierzig. Wie wahrscheinlich ist da denn eine Demenz?

Der Bangemacher: Es gibt ja auch die früh einsetzende Variante. Woher kannst du dir so sicher sein?

Vermeintliche Beruhigung: Schon gut, dann geh zur Untersuchung. Dann weißt du sicher, ob du gesund bist.

Der Bangemacher: Und was ist, wenn nicht? Echt! Du hilfst mir gar nicht!!

Wieder einmal können der Bangemacher und Vermeintliche Beruhigung nicht aufhören, einander zu provozieren. Er ist nun noch nervöser als zuvor, und sie reizt ihn zu einer unproduktiven Vergewisserung nach der anderen.

Stimme der Vernunft schreitet wieder ein

Schauen wir nun, wie die Stimme der Vernunft mit Vermeintliche Beruhigung spricht:

Stimme der Vernunft: Jedes Mal, wenn du dem Bangemacher gut zuredest, regt er sich noch mehr auf. Merkst du das?

Vermeintliche Beruhigung: Klar, aber ich gebe nicht so schnell auf. Ich muss nur herausfinden, wie ich ihn beruhigen kann. Aus dem Internet habe ich eine Liste mit Symptomen, die ich ihm schicken könnte. Ich werde es halt weiterversuchen.

Stimme der Vernunft: Vielleicht wäre ihm besser gedient, wenn du ihn im Umgang mit der Ungewissheit unterstützen würdest.

Vermeintliche Beruhigung: Wie meinst du das?

Stimme der Vernunft: Der Bangemacher glaubt, den Verstand zu verlieren. Das ist ein beängstigender Gedanke. Er will sich absolut sicher sein, dass das nicht geschieht. Neunundneunzigprozentige Gewissheit reicht ihm nicht.

Vermeintliche Beruhigung: Genau! Das ist das Problem! Ich kann ihm keine absolute Gewissheit verschaffen.

Stimme der Vernunft: Siehst du! Und indem du jedes Mal auf das Problem eingehst, würdigst du es. Mein Vorschlag wäre, dem Bangemacher zu zeigen, dass du ihn gern hast – ihn von seinen Sorgen erleichtern möchtest –, und ihn zu ermutigen, die Ungewissheit wenigstens teilweise zu dulden. Vielleicht ist das der beste Weg. Wobei – ich kann für nichts garantieren.

Der Bangemacher: (Er hat mitgehört.) Moment mal, das kannst du mir doch nicht antun! Ich *brauche* die Vermeintliche Beruhigung!

Stimme der Vernunft: Fakt ist, niemand kann sich absolut sicher sein, nicht dement zu werden. Aber die meisten hängen diesem Gedanken nicht nach, weil sie keine Mühe und Energie mit der Beantwortung unbeantwortbarer Fragen verschwenden. Das mag unangenehm sein, geht aber schnell vorbei.

Wieder einmal hat Stimme der Vernunft eine Möglichkeit aufgezeigt, die keine Gewissheit anstrebt, sondern mehr Toleranz von Ungewissheit.

2.3 Vermeintliche Beruhigung von außen

Nicht immer finden Vergewisserungsgespräche im Inneren statt. Der Bangemacher kann auch dafür sorgen, dass man andere Menschen anspricht, damit sie ihn in der Rolle von Vermeintliche Beruhigung unproduktiv versichern.

Es folgt ein Dialog auf dem Nachhauseweg von einer Party zwischen dem Bangemacher und einer hilfsbereiten Freundin. Sie gibt sich wirklich alle Mühe mit ihm und trotzdem antwortet er immer mit neuen Bedenken, weil er sich partout nicht darauf verlassen kann, dass das, was sie sagt auch stimmt.

DER BANGEMACHER: Ich glaube, ich habe mich auf der Party eben total danebenbenommen. Wie beschämend ...

HILFSBEREITE FREUNDIN: Aber nein. Ich finde, du hast dich richtig gut gemacht.

DER BANGEMACHER: Wirklich? Super, da geht's mir doch gleich besser.

HILFSBEREITE FREUNDIN: Ja, und du hast auch tolle Klamotten an.

DER BANGEMACHER: Ach, dann hast du wohl gar nicht gehört, was ich zu diesem Typen gesagt habe?

HILFSBEREITE FREUNDIN: Welchem Typen?

DER BANGEMACHER: Na dem, der sich schon nach zwei Minuten wieder aus dem Staub gemacht hat.

HILFSBEREITE FREUNDIN: Das hat, glaube ich, nicht an dir gelegen. Bestimmt wollte er noch mit anderen Leuten reden.

DER BANGEMACHER: Aber ich habe solch einen Blödsinn verzapft. Dass ich auf große Menschen stehe! Und dann bin ich auch noch rot geworden! Ich bin so dumm.

HILFSBEREITE FREUNDIN: Das ist doch nicht weiter schlimm. Du bist weder dumm noch unfreundlich. Mach dich also deswegen nicht fertig.

DER BANGEMACHER: Das glaubst nur du. Woher willst du denn wissen, dass ich es mir mit dem nicht verscherzt habe? Was bin ich nur für ein Idiot!

HILFSBEREITE FREUNDIN: Überhaupt nicht! Und wahrscheinlich ist das eh ein Arschloch. Du findest schon noch jemanden, versprochen.

DER BANGEMACHER: Ich werde nie eine Beziehung haben. Glaubst du wirklich, ich finde noch einmal jemanden? Die Vorstellung, ich könnte einsam sterben, ist einfach unerträglich!

Was ist hier passiert? Die Freundin kann noch so hilfsbereit und beruhigend auf den Bangemacher eingehen und ihm auf jede Art und Weise gut zureden – ihre Versicherungen sind leer, und so fallen ihm immer neue Sachen ein, über die er sich aufregen kann. Dies geschieht häufig dann, wenn jemand in der Vergewisserungsfalle steckt und die Worte des Bangemachers laut ausspricht. Gerade Freund*innen können sich dann nicht zurückhalten und versuchen, nett zu sein und zu helfen – und sind alles andere als hilfreich.

Schauen wir uns dieses Gespräch noch einmal aus der Perspektive von Stimme der Vernunft an. Wie würde es verlaufen, wenn sie den Bangemacher ablösen und sich an seiner Stelle um den Vergewisserungsdrang kümmern würde? Stellen wir uns vor, es ist Stimme der Vernunft, die sich hilfesuchend an jemanden wendet:

STIMME DER VERNUNFT: Du bist eine gute, hilfsbereite Freundin, aber irgendwie hilfst du mir nicht. Eigentlich geht es mir jetzt sogar noch schlechter.

HILFSBEREITE FREUNDIN: Stimmt. Was ich sage, regt dich noch mehr auf. Was mache ich denn falsch?

STIMME DER VERNUNFT: Ich weiß, ich will zu oft beruhigt werden und mich vergewissern. Man muss mich manchmal daran erinnern, dass zwischenmenschliche Begegnungen nicht immer eindeutig sind, ich nicht bei jeder Party einen perfekten Auftritt hinlegen und erst recht nicht die Zukunft vorhersagen kann.

HILFSBEREITE FREUNDIN: Aber das wäre doch gemein.

STIMME DER VERNUNFT: Nicht, wenn man es auf die liebenswürdige Art tut. Du bist doch meine Freundin, also lass mich halt die Nerven verlieren. Du könntest etwa sagen: „Ich würde auch gern die Zukunft kennen, aber das geht natürlich nicht. Und was hilft es zu bluten, bevor man sich geschnitten hat?" Du könntet mich darauf hinweisen, dass ich mit diesen Gefühlen klarkomme. Oder mich einfach umarmen und sagen: „Hey, das sind mal wieder diese Gedanken!" Und dann lenkst du wieder zu dem zurück, womit wir eigentlich gerade beschäftigt waren – wollten wir uns nach der Party nicht noch ein Eis genehmigen?

Hier hat Stimme der Vernunft die Freundin beraten, wie sie den Bangemacher dazu bringen kann, nicht nach Gewissheit zu verlangen – und damit die Ungewissheit, von der letztlich jeder Mensch betroffen ist, zum Normalfall erklärt. Und auch, wenn es nicht immer danach aussieht, kommen die meisten damit zurecht.

> **Fakt ist:** Stimme der Vernunft wird Ihnen aus der Falle heraushelfen. Sie wird Sie daran erinnern, dass Ungewissheit sich zwar blöd anfühlt, aber zumutbar ist.

2.4 Woraus sich die Falle zusammensetzt

Werfen wir nun einen genaueren Blick auf das, was tatsächlich passiert, wenn der Bangemacher und Vermeintliche Beruhigung im Dialog ihr Netz spinnen.

Fakt ist: Der erste Schritt aus der Falle ist, zu begreifen, wie sie entsteht.

Zwei psychologische Prozesse – *die negative Verstärkung* und *die paradoxe Bemühung* — verwandeln den normalen Wunsch nach Gewissheit in eine Falle.

Negative Verstärkung

Der psychologische Begriff Verstärkung bezieht sich auf den Einfluss auf eine Verhaltensweise, der die Wahrscheinlichkeit erhöht, dass sie sich wiederholt, intensiver wird, häufiger auftritt und länger andauert.

Ein tolles Beispiel für Verstärkung kennen wir aus der Hundeerziehung. Man sagt „Sitz!“ und bringt den Hund gleichzeitig dazu, sich hinzusetzen. Sobald er sitzt, streichelt man ihn, sagt „Braver Hund!“ und gibt ihm ein Leckerli. All dies – Streicheln, Loben und Füttern – wirkt verstärkend. Irgendwann hat der Hund es gelernt, sich auf Kommando hinzusetzen. Diese Art der Verstärkung kennt man häufig auch als *Belohnung*.

Damit die Verstärkung effektiv ist, muss sie unmittelbar erfolgen. Bekommt der Hund das Leckerli erst fünf Minuten später, kann er das Hinsetzen nicht mit der Belohnung assoziieren.

Dies entspricht dem, was in der Psychologie das *Prinzip der Kontiguität* genannt wird. Verstärkung funktioniert am besten, wenn sie direkt nach der Aktion erfolgt, die verstärkt werden soll.

Belohnungen etwa in Form von Streicheleinheiten und Leckerli für Hunde, ein „Dankeschön“ für brave Kinder oder Vergünstigungen für Angestellte sorgen für positive Verstärkung. Da sie sich gleichzeitig gut anfühlen, bieten sie einen Anreiz zur Wiederholung.

Positive Verstärker können physisch (Süßigkeiten) oder emotional (Lächeln oder freundliche Bemerkungen) sein oder über das Verhalten (Rückenklappse, Umarmungen oder Küsse) ausgedrückt werden (Klatt & Morris 2001). Sie können sogar in Form von Gedanken erfolgen („Ich freue mich schon auf das Restaurant, wo ich mein Lieblingsgericht bestellen werde!“). Und es lassen sich nicht nur äußerliche Verhaltensweisen verstärken (und steigern), sondern auch Emotionen und Gedanken (Ellis 1977).

Die Verstärkung geschieht durchaus auch subtil, wie Studien zeigen. So sollten Probanden unter Aufsicht eine Liste mit Adjektiven erstellen. Folgte auf jedes positive

Adjektiv ein Lächeln, notierten sie mehr davon. Das funktionierte auch bei negativen Adjektiven. Und nicht immer merken die Betreffenden den Einfluss der Verstärkung.

Bei *negativer Verstärkung* passiert im Gehirn dasselbe: Eine bestimmte Handlung wird bekräftigt und damit wahrscheinlicher gemacht. Doch während die positive Verstärkung das Behagen steigert – also alles, was sich gut anfühlt –, verringert die negative Verstärkung Unbehagen – zum Beispiel Schmerz, Kummer oder Angst.

Nur um eins klarzustellen: Negative Verstärkung ist nicht gleich Strafe. Strafe stärkt Verhaltensweisen nicht, sondern *schwächt* sie, sodass man damit aufhört. Wieder ein Beispiel aus der Hundeerziehung: Erwischt man einen Welpen, wie er auf einem Schuh herumkaut, ruft man strafend „Aus!", und irgendwann tut er das nicht mehr. Negative Verstärkung hingegen schwächt das Verhalten nicht, sondern *stärkt* es, nämlich indem sie etwas wegnimmt, beispielsweise von Druck erleichtert oder Schmerz lindert. Beispiel: Ich fahre Auto, es fängt an zu regnen. Da ich durch die nasse Windschutzscheibe die Straße nicht klar erkenne, werde ich nervös und angespannt. Meine Laune verschlechtert sich. Das ist unangenehm. Ich schalte den Scheibenwischer an. Jetzt kann ich die Straße ziemlich klar erkennen und sofort fühle ich mich besser. Diese *Verringerung des Unbehagens* verstärkt meine Gewohnheit, bei Regen den Scheibenwischer anzuschalten. Folglich habe ich die Anwendung von Scheibenwischern über negative Verstärkung gelernt.

In unserem Fall ist es die unproduktive Vergewisserung, die für negative Verstärkung sorgt. Und zwar so: Wenn Sie sich Sorgen machen und sie mit unproduktiver Vergewisserung zu vertreiben suchen, wird das sofort funktionieren – aber nur vorübergehend. Das Unbehagen lässt nach und Ihre Erleichterung ist – wer hätte das gedacht! – eine Art negativer Verstärkung. Und was wird verstärkt? Erinnern Sie sich an das weiter oben erwähnte Prinzip der Kontiguität? Kurz bevor sich Ihre Sorgen und Zweifel legten, waren Sie voller Sorgen und Zweifel. Also werden Sorgen und Zweifel verstärkt!

Nicht, dass Sie sich sorgen *wollen*. Oder sich dessen bewusst sind, dass die vorübergehende Erleichterung Ihre Sorge wieder anfacht. Aber durch die unproduktive Vergewisserung werden Ihre Sorgen und Zweifel nun auch noch negativ verstärkt. Deswegen ist die Erleichterung nur kurzzeitig. Infolgedessen sorgen Sie sich länger, stärker und öfter. Ihre Zweifel werden ausgeprägter und hartnäckiger. Und führen meist geradewegs in die Vergewisserungsfalle.

Fakt ist: Negative Verstärkung ist ein wesentlicher Baustein der Vergewisserungsfalle.

Paradoxe Bemühung

Die zweite notwendige Komponente der Vergewisserungsfalle besteht darin, dass man sich anstrengt, damit aber nur das Gegenteil erreicht: Je mehr man versucht, etwas zu unterlassen, desto mehr stört es. Machen Sie einmal folgendes Experiment: Versuchen Sie dreißig Sekunden lang nicht an ein Zebra zu denken. Stellen Sie sich kein Bild davon vor und auch nicht die Streifen. Denken Sie noch nicht einmal das Wort. Versuchen Sie das jetzt. Wir warten so lange.

Was ist passiert? Gerade weil wir darum gebeten haben, es nicht zu tun, werden die meisten von Ihnen erst recht an ein Zebra gedacht haben. Das ist ein Beispiel für die paradoxe Bemühung, die immer dann zur Anwendung kommt, wenn man

- auf der Stelle einschlafen will,
- versucht, heftige streitende Nachbarn auszublenden,
- auf dem Behandlungsstuhl sitzt und die Zahnärztin sagt, „Das sollte eigentlich nicht wehtun, wenn Sie aber doch Schmerzen haben, sagen Sie einfach Bescheid. Und jetzt entspannen Sie sich bitte!“,
- sich beim Ballsport extra stark darauf konzentriert, den Wurf oder Schuss nicht zu vergeigen,
- einen Fleck bemerkt und den Blick kaum von ihm abwenden kann.

Auch Beruhigungsversuche zur Beseitigung von Ungewissheit sind ein Beispiel für eine paradoxe Bemühung. Je mehr Futter das Bedürfnis nach Gewissheit bekommt, desto größer wird sein Hunger. Nicht nur, dass unproduktive Vergewisserung keine Zweifel ausräumt – sie steigert sie womöglich noch. Und ja: Unproduktive Vergewisserung kann auch den Angstpegel erhöhen. Indem man sich darum bemüht, gegen die Ungewissheit anzukämpfen, wird man erst recht auf sie aufmerksam. Auf diese Weise wird der innere Bangemacher immer lauter und präsenter. Und irgendwann hilft keine Beruhigung mehr. Und so wie Alkoholiker*innen immer mehr Alkohol für denselben Effekt brauchen, so werden auch Sie immer abhängiger von der Vergewisserung, mit der Sie Ihre Besorgnis beruhigen wollen.

Letztendlich funktioniert die paradoxe Bemühung nach dem Motto „mehr ist weniger“. Es gibt Zeiten, da geht *alles*, was man zur Verbesserung der Situation unternimmt, nach hinten los und verschlimmert sie sogar.

In der Regel tritt die paradoxe Bemühung dann auf, wenn man Unannehmlichkeiten oder Spannungszuständen mit Dringlichkeit, Vehemenz und Intoleranz begegnet.

2.5 Lernen Sie, das Seil loszulassen

Kennen Sie Tauziehen? Stellen Sie sich vor, Sie und eine etwa gleich starke Person am anderen Ende des Seils ziehen es hin und her. Je fester Sie ziehen, umso fester stemmt sich der andere dagegen. Sie können sich noch so sehr bemühen, er hält nicht nur stand, sondern wird Sie am Ende noch besiegen. Da Ihnen die Kraft ausgeht, haben Sie nur noch einen Wunsch: dass das Spiel endlich vorbei ist. Sie könnten aber auch *auf andere Art gewinnen*, nämlich indem Sie Ihre Bemühungen einstellen. Versuchen sie es: Lassen Sie das Seil los. Und wer fällt am Ende hin? Der andere (Harris 2011).

Im Hinblick auf den Kreislauf aus negativer Verstärkung und paradoxer Bemühung gilt: *Manchmal tut man am besten gar nichts.* Oder: Widerstand erzeugt hartnäckige Gegenwehr. Oder: Was du schlägst, das schlägt zurück.

Fakt ist: Mit Widerstand erreicht man mitunter nur, dass etwas hartnäckig bestehen bleibt. Aus der Vergewisserungsfalle hilft er jedenfalls nicht.

Wenn Sie in der Vergewisserungsfalle sitzen und sich gegen die bangen Gedanken wehren, die so unangenehm sind, weil sie Sie verunsichern und unter Druck setzen, dann werden sie sich umso mehr in Ihr Bewusstsein hineinbohren. Der Bangemacher und Vermeintliche Beruhigung verwickeln einander in ein erbittertes Tauziehen. Da schlägt Stimme der Vernunft vor, sich weniger anzustrengen, das Seil bzw. das Bedürfnis nach „Reparatur" loszulassen und die Zweifel zu akzeptieren. Hören Sie auf sie. Kapitulieren Sie, und die Falle springt auf.

Fakt ist: Durch Kapitulation springt die Falle auf.

Achten sie auf die Art, wie Stimme der Vernunft das im folgenden Dialog bewerkstelligt.

Der Bangemacher: Was ist, wenn die Sorge nie aufhört? Wenn die Angst mich am Ende in den Wahnsinn treibt?

Vermeintliche Beruhigung: Versuch, nicht dran zu denken. Mach aus deinem negativen Gedanken einen positiven.

Der Bangemacher: Meinst du etwa, ich hätte das noch nicht probiert?! Ich schaffe es einfach nicht! Sicher stimmt etwas nicht mit mir! Bei anderen funktioniert das, bei mir nicht.

Vermeintliche Beruhigung: Da ist nichts mit dir, garantiert.

Der Bangemacher: Sicher, dass ich nicht die Nerven verliere??

VERMEINTLICHE BERUHIGUNG: Ich kenne dich schon von klein auf. Irrtümer sind also ausgeschlossen. Nimm eine Beruhigungstablette.

DER BANGEMACHER: Genau deswegen mache ich mir ja Sorgen! Sogar du glaubst, dass ich den Verstand verliere. Beruhigungstabletten sind der Horror. Die machen doch abhängig! Dann habe ich keine Kontrolle mehr, bekomme womöglich noch einen Hirnschaden. Keine Sekunde lang halte ich das mehr aus!

VERMEINTLICHE BERUHIGUNG: Na gut, vergiss die Beruhigungstablette. Wie wär's mit einem Spaziergang durch den Park? Dann reden wir über etwas anderes als deine Sorgen. Wir müssen zusehen, dass du dich ablenkst. Na los, komm schon!

DER BANGEMACHER: Das bringt nichts. Ich kann auch im Gehen ganz prima weiterhadern, halt im Geiste. Und jetzt mache ich mir Sorgen, dass du mich für einen hoffnungslosen Fall hältst.

STIMME DER VERNUNFT: Können wir bitte einen Schritt zurücktreten und schauen, was hier los ist? Die Sache ist gar nicht so dringlich, wie euch das vorkommt. Dieses Gefühl ist Teil der Angst. Es besteht keine unmittelbare Gefahr. Ihr braucht euch nicht so ins Zeug zu legen.

VERMEINTLICHE BERUHIGUNG: Wir leiden aber!

STIMME DER VERNUNFT: Ich weiß, du willst helfen und ringst darum, den Bangemacher mit Versprechungen zu beschwichtigen, die du nicht einhalten kannst. Sie sind leer und bieten keine dauernde Sicherheit. Dasselbe gilt für deine Ablenkungsversuche. Sorgen und Zweifel derart beiseitezuschieben macht sie nur noch aufdringlicher und stärker. Was du hier veranstaltest, ist anstrengendes Tauziehen, das niemand gewinnen kann. Ob du's glaubst oder nicht – all das Ringen um die beste Lösung ist vergebliche Liebesmüh.

DER BANGEMACHER: Wirst du mich denn auffangen, wenn Vermeintliche Beruhigung aufhört mir zu helfen und mich fallen lässt?

STIMME DER VERNUNFT: Ich vertraue darauf, dass du mit deiner Angst klarkommst. Sie geht vorüber. Lass einfach zu, was dein kreatives Gehirn an Besorgniserregendem hervorbringen mag, und denk daran: *Es sind nur Gedanken, die machtlos sind, wenn man sie nicht bekämpft.* Sie sind besiegbar, wenn man auf Abstand geht und loslässt.

2.6 Der Bauplan der Falle

Wie Sie in Abbildung 2.1 sehen können, verstärkt sich der Kreislauf der Vergewisserungsfalle selbst und dreht sich endlos weiter. Da die Angst ein dringendes Bedürfnis nach Freiheit von Ungewissheit weckt und die unproduktive Vergewisserung eher subtil abläuft, merkt man nicht unbedingt, dass man in der Falle sitzt. Um sich dessen bewusst zu werden, braucht es eine andere – achtsame – Perspektive und das Verständnis für den Entstehungsprozess der Falle (s. o.). Aufgrund ihrer Eigendynamik entkommt man ihr nur, wenn man den Kräften trotzt, die sie am Laufen halten. Und dies erfordert Achtsamkeit.

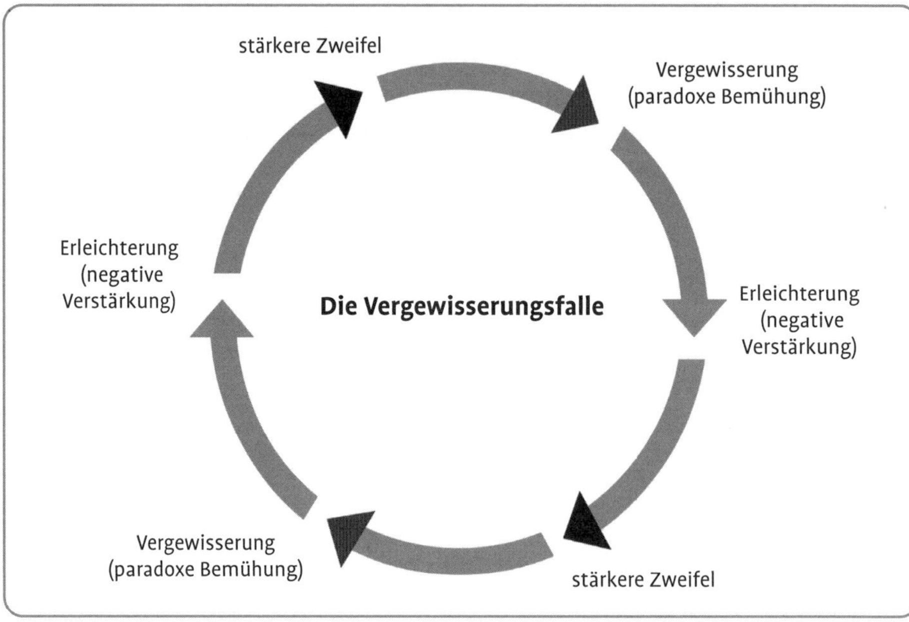

Abbildung 2: Der Kreislauf der Vergewisserungsfalle

Achtsamkeit ist ein Zustand offener Aufmerksamkeit für die Gegenwart, in Echtzeit, von einem Augenblick zum anderen. Gedanken, Empfindungen und Gefühle werden wert- und urteilsfrei wahrgenommen. Das ist wie eine innere Instanz, die Sie und was Sie erleben, im Hier und Jetzt, aber objektiv aus einem gewissen Abstand heraus betrachtet und es, ohne Sie zu richten, ins Verhältnis setzt. Das ist die innere Weisheit, die Stimme der Vernunft. Wir alle verfügen über sie und können unser Gehör dafür schärfen. Wie Sie sehen werden, lohnt es sich, sie zu kultivieren, weil sie Ihnen aus der Vergewisserungsfalle heraushilft. Stimme der Vernunft regt positives Verhalten an: 1. die Angst vor Ungewissheit zu akzeptieren, 2. eine achtsame Haltung einzunehmen, 3. sich aus der Verstrickung mit dem Gedankeninhalt zu lösen und 4. Zeit verstreichen zu lassen. Achtsame Wahrnehmung ermöglicht eine hilfreiche Sichtweise auf Angstgedanken und entlarvt sie als bloße lebhafte Fantasien. Auch das Offenbarwerden der Komik oder Absurdität, die der Falle zuweilen anhaftet, nimmt der Ungewissheit ihre Macht.

Fakt ist: Achtsamkeit bewahrt vor der Vergewisserungsfalle.

Es geht voran

In diesem Kapitel ging es um die Faktoren, die im Entstehungsprozess der Vergewisserungsfalle eine Rolle spielen – negative Verstärkung und paradoxe Bemühung – sowie darum, wie zwei innere Stimmen, der Bangemacher und Vermeintliche Beruhigung, Sie gemeinsam in die Falle locken und eine dritte, Stimme der Vernunft, Sie wieder herausholt.

Darauf werden wir später noch detaillierter zurückkommen. Lassen Sie uns zuvor einen Blick auf die verschiedenen Arten der Vergewisserungsfalle werfen. Was sie eint, ist ihre Intoleranz von Ungewissheit. Doch zu wissen, welcher Kategorie Ihre Falle angehört, ist trotzdem von Vorteil, weil Sie erkennen lernen, wo Ihre persönlichen Schwächen liegen und auf welche Weise Sie sich, ohne es zu wollen, unproduktiv vergewissern.

3. Erkennen Sie Ihre Falle

In diesem Kapitel werden wir uns genauer mit den vier Hauptgattungen der Vergewisserungsfalle befassen, und zwar anhand von konkreten Beispielen echter Menschen, die tatsächlich darin festsitzen (und deren persönliche Angaben wir geändert haben).

Die unproduktive Vergewisserung geht sehr unterschiedliche und noch dazu ausgesprochen fantasievolle und spitzfindige Wege. Es sind zu viele Fallen, als dass wir alle beim Namen nennen könnten, doch manche sind besonders auffällig. Wer sich darin verfängt, landet meist in weiteren Fallen, entweder gleichzeitig oder nacheinander. Allen Unterschieden zum Trotz sind ihre Mechanismen stets die gleichen. Was sie antreibt, ist immer dasselbe: die Schwierigkeit, Ungewissheit zu akzeptieren. Im Prinzip ist es also egal, zu welcher Falle Sie tendieren. Wenn sie heraus wollen, müssen Sie in jedem Fall auf die eine oder andere Art Ihre Einstellung zu Ungewissheit und diesbezügliche Denk-, Verhaltens- und Abwehrmuster ändern. Wie Sie das am besten bewerkstelligen, lernen Sie hier.

Die vier Hauptgattungen der Vergewisserungsfalle:

- Nichts Böses tun
- Lebenslange Garantie
- Alle Zweifel beseitigen
- Keinen Mist bauen

Zu jeder Gattung gehören etliche Unterarten, von denen wir nur die häufigsten ausgewählt haben. Schauen Sie sich die Tabelle an, denken Sie dabei über Ihre eigenen Fallen nach und überlegen Sie, welche auf Sie zutreffen.

Gattungen und Unterarten der Vergewisserungsfalle

Nichts Böses tun	Lebenslange Garantie	Alle Zweifel beseitigen	Keinen Mist bauen
Aufdringliche aggressive Gedanken Immer schön aufpassen Religiöse Skrupel Weltliche Skrupel	Gesundheit Sicherheit Glück	Sexuelle Orientierung oder Identität Lautere Motive Geistig und seelisch fit Existenzielle Gewissheit	Perfektionismus Richtig entscheiden Eltern unter Leistungsdruck

Abbildung 3: Gattungen und Unterarten der Vergewisserungsfalle

3.1 Nichts Böses tun

In dieser Falle fühlen Sie sich dazu verpflichtet, niemanden je zu verletzen. Sie müssen absolut sicherstellen, dass Sie – auch unabsichtlich – nichts tun, was anderen irgendwie seelisch oder körperlich schaden könnte. Die vier Unterarten heißen: *aufdringliche aggressive Gedanken, immer schön aufpassen, religiöse* sowie *weltliche Skrupel.*

Aufdringliche aggressive Gedanken

In unserer Vorstellung können wir bestimmen, was uns durch den Kopf geht. Und tatsächlich sind wir sehr wohl in der Lage, unsere Aufmerksamkeit hierhin oder dorthin zu lenken. Doch wie die moderne Hirnforschung zeigt, laufen die meisten Denkprozesse relativ unkontrolliert ab. Gedanken *sind plötzlich einfach da*, manche sinnvoll und kreativ, andere nicht. Wer kommt nicht hin und wieder auf seltsame, sonderbare, abstruse, unfreundliche, brutale oder unverschämt komische Gedanken? Wenn man sie gleich wieder vergisst – wie das die meisten Menschen tun –, werden sie vom normalen Bewusstseinsstrom mit fortgespült.

Mitunter jedoch bleiben sie hängen. Diese aufdringlichen – oder *belastenden intrusiven Gedanken*, wie sie in der Fachsprache heißen – haben häufig gewalttätige, sexuelle oder peinliche Inhalte, so auch die impulsiven verrückten und brutalen Gedanken dieser Falle: Mord, Suizid, Pädophilie. Sie laufen den eigenen Werten und Wünschen total zuwider, sind völlig unerwünscht, tauchen unaufgefordert auf und bohren sich fest. Dieser Prozess (den wir in unserem Buch „Tyrannen in meinem Kopf – Zwangsgedanken überwinden" [Winston & Seif 2018] ausführlich erklären) wird angeheizt von grundlegenden Missverständnissen über den menschlichen Denkapparat, von der den Gedanken beigemessenen Wichtigkeit und von der Energie, die man für den Widerstand gegen sie aufwendet. Obwohl sie eben alles andere als erwünscht sind, fühlen sie sich wie bedeutsame und machtvolle Wünsche an. Das schockiert, weil man die Gedanken womöglich auch noch in die Tat umsetzt. Sie haben also *aggressive Zwangsgedanken*, die eigentlich völlig unaggressiv und harmlos sind, und wollen sichergehen – sich absolut gewiss sein –, dass Sie das, was Sie denken, niemals tun. Vielleicht kommt in diesen schrecklichen, sich wiederholenden Gedanken ja Ihre wahre Natur zum Vorschein oder unterbewusste und beschämende Gelüste. Aus Angst vor ihrer schrecklichen Botschaft verheimlichen Sie sie. Sie müssen sich sicher sein, dass Sie kein böser Mensch sind, der solche Dinge, wie sie Ihnen gerade durch den Kopf gehen, gutheißt, plant und tut. Und so vergewissern Sie sich ein ums andere Mal, denn auf diese Weise werden Sie weder die Gedanken noch die Angst vor ihnen los.

Beispiel 1: „Ich muss mir sicher sein, dass ich keinem Kind jemals etwas antue."

Charlie — ein netter, freundlicher und gütiger Mensch und zweifacher Vater — hat den hartnäckigen Gedanken, er könne sich sexuell an Kindern vergehen. Seine eigenen badet er nur oder wechselt ihnen die Windeln, wenn eine andere erwachsene Person zugegen ist. Zur Sicherheit fragt er häufig: „Habe ich mich meinen Kindern gegenüber komisch verhalten? Ist dir etwas aufgefallen?" Im Schwimmbad oder auf dem Spielplatz – wenn Nähe unvermeidlich ist – hält er beide Hände irgendwie beschäftigt, damit er niemanden anfasst. Muss er mit seinen Kindern allein sein, filmt er das, damit er später nachprüfen kann, ob er sich irgendwie unangemessen verhalten hat. Obwohl er sich mit 99,9-prozentiger Sicherheit niemals an einem Kind vergehen würde, verlangt er 100 Prozent. Er wird von aufdringlichen Gedanken gequält und verlangt nach absoluter, definitiver Gewissheit.

Achtung! Charlies kreative Vermeidungs- und Kontrollmethoden machen ihn keinen Deut toleranter für Ungewissheit – schon der kleinste Hauch ist zu viel. Statt die aufdringlichen Gedanken als bedeutungslos, unwichtig und flüchtig zu betrachten, nimmt er ihren schockierenden Inhalt ernst.

Fakt ist: Aufdringliche aggressive Gedanken werden oft von einem inneren und äußeren Kontrollzwang getrieben und führen zu unproduktiven leeren Versicherungen.

Beispiel 2: „Sicher, dass ich mir niemals etwas antue?"

Jennifer ist Kunstlehrerin an einer Grundschule. Sie ist jung, glücklich verheiratet, hat zwei Kinder, keine Depressionen und viel Freude am Leben. Trotzdem wird sie, seit sie fünfzehn ist, von aufdringlichen Selbstmordgedanken geplagt. Sie stellt extrem hohe Ansprüche an sich selbst. Unterläuft ihr eine Peinlichkeit, denkt sie: „Jetzt muss ich mich umbringen." Dann kontaktiert sie jedes Mal ihren Mann, ihre Mutter oder ihre Schwester, damit sie ihr versichern, dass sie das nicht wirklich macht. „Manche Leute können nicht anders, als sich selbst zu zerstören, und wahrscheinlich gehöre ich zu denen", sagt sie in der Hoffnung, man möge ihr widersprechen und sie beruhigen. Sie sei keinesfalls depressiv, erklärt sie nachdrücklich, sie liebe ihren Mann und ihre Kinder und schwanke zwischen Erstaunen und Entsetzen über diesen aufdringlichen Gedanken an Selbstmord, mit dem sie schon so lange kämpft.

Achtung! Jennifer erkennt nicht, dass der Gedanke automatisch auftaucht, sondern sie fixiert sich darauf, was er eventuell bedeuten könnte. Deshalb verstrickt sie sich im Bedürfnis nach wiederholter unproduktiver Vergewisserung immer mehr mit ihm. Die vielen Diskussionen, die eigentlich bewirken sollen, die Zweifel an der Unwichtigkeit der Gedanken zu zerstreuen, bekräftigen diese am Ende noch. Auch wenn sie im Moment hilfreich und konstruktiv sind, lösen die Diskussionen nur weitere Ängste aus und wecken das Verlangen nach zusätzlicher Gewissheit. Diese gut gemeinten, aber unfruchtbaren Diskussionen nennen wir co-zwanghaft.

Fakt ist: Statt über den Automatismus aufdringlicher Gedanken über ihre Bedeutung zu diskutieren ist unproduktive Vergewisserung.

Immer schön aufpassen

In dieser Falle besteht das Bedürfnis nach wiederholter Bestärkung: dass man sich weder in Worten noch in Taten, nicht potenziell und auch nicht fahrlässig etwas zuschulden hat kommen lassen. Ihre unerfüllbare Bedingung: Man darf sich absolut keinen Fehler erlauben. Also muss alles überprüft werden, sowohl das, was man gerade tut, als auch das, woran man sich erinnert oder zu erinnern glaubt. Die kontrollierende Vergewisserung ist der Klebstoff, der die Falle zusammenhält und fest verankert.

Beispiel 1: „Man kann nie vorsichtig genug sein!"

Alan verlässt immer als Letzter das Büro, weil er sich sicher sein muss, dass alles ausgeschaltet ist: Computer, Fotokopierer, Lampen. Er sagt: „Nur so kann ich einen Kabelbrand vorbeugen." Also schaut er vor dem Gehen mehrmals nach. Auf dem Nachhauseweg denkt er scharf nach und versucht, sich die Schalter vorzustellen, ob sie wirklich auf „OFF" standen und ob es im Büro dunkel war. Gelingt ihm das nicht, kehrt er zurück und kontrolliert noch einmal alles nach. Weil auch auf sein Gedächtnis kein Verlass ist, macht er seit Neuestem beim Abschalten der Geräte Selfies.

Genauso verfährt er mit E-Mails. Vor dem Senden liest er alles ganz sorgfältig durch, immer und immer wieder, damit sie auch ja keine obszönen oder verletzenden Formulierungen enthalten. Bei manchen ist er sich so unsicher, dass er Hemmungen hat, sie abzuschicken, und sich „festbeißt". „Ich kann mir nicht hundertprozentig trauen. Womöglich war ich unkonzentriert, bin abgeschweift oder habe etwas ausgelassen." Wegen der Vergewisserungsfalle versäumt Alan Termine, was zu Auftragsstornierungen führt.

Im zweiten Beispiel leidet jemand unter der zwanghaften Angst, unabsichtlich Fahrerflucht zu begehen.

Beispiel 2: „Habe ich vielleicht jemanden totgefahren?"

Tyrone fuhr im Auto nach Hause, als ihm plötzlich seine Tochter einfiel, wie sie im Schulbus saß. Erschrocken dachte er: „Was ist, wenn sie beim Aussteigen von einem Auto erfasst wird?" Ein Angstschwall rauschte durch seinen Körper und ein nicht weniger qualvoller Gedanke durch seinen Kopf: „Was ist, wenn ich aus Versehen jemanden überfahren habe?" Er musste seine ganze Aufmerksamkeit auf das Autofahren richten. Sofort. Die Angst steigerte sich so sehr, bis er bei jeder kleinsten Erschütterung und jedem ungewohnten Geräusch glaubte, jemand Ahnungslosen erwischt zu haben. Um sicherzugehen, drehte er um und gab genau Acht, ob eine Leiche auf der Straße lag. Und so ging das weiter. Manchmal „konnte er nicht anders", er musste aussteigen und den Boden zwischen parkenden Autos nach Blut absuchen. Jeden Abend achtete er bei den Lokalnachrichten besonders auf die Unfallberichte. Er brauchte absolute Sicherheit, dass er niemanden „totgefahren" hatte. Durch sein hartnäckiges Bedürfnis, sich zu vergewissern, kam er ständig zu spät.

Achtung! Bei beiden Beispielen wird die Vergewisserungsfalle von der Idee aktiviert, eine normale Handlung könnte durch einen möglichen Aussetzer zu einer Gefahr mutiert sein. So übernehmen „Was-wenn"-Katastrophengedanken das Ruder, im Schlepptau rigorose Kontrollen und Inspektionen, die vor allem Bösen bewahren sollen.

Religiöse Skrupel

Diese Fallenart kennzeichnet sich durch eine überwältigende Angst, Gott zu lästern. Nun ist ein Leben im Einklang mit Glaubensüberzeugungen und Wertvorstellungen für die meisten religiösen Menschen sehr wichtig. Nimmt die Angst vor Gotteslästerung, religiösen Verstößen oder Sünden jedoch überproportionale Ausmaße an, handelt es sich wahrscheinlich um eine Vergewisserungsfalle. Wer sich immer wieder davon vergewissern muss, auf keinen Fall weniger als hundertprozentig fromm gewesen zu sein, keine unkeuschen Gedanken zugelassen, keine religiösen Regeln gebrochen oder sich sonst irgendwie versündigt zu haben, wer Gedanken durch das Wiederholen stummer Gebete ungeschehen machen will oder sich ständig davon zu überzeugen sucht, Gott wohlgefällig zu sein, steckt womöglich in der Vergewisserungsfalle religiöser Skrupel.

Die Ausübung einer Religion ist Glaubenssache, basiert also nicht auf Fakten, sondern auf Gefühlen. Da niemand die genaue Bedeutung religiöser Schriften oder Gottes Willen zweifelsfrei kennen kann, gibt es auf viele religiöse Fragen keine eindeutigen Antworten. Gleichzeitig bekennen sich manche mit absoluter und ultimativer Gewissheit zu ihren religiösen Überzeugungen, obwohl das, wie gesagt, im Grunde Gefühle sind. Das unbändige Verlangen nach einem Leben im Einklang mit religiösen Werten kann zu einem echten Problem werden, besonders aber für den von Zweifeln geplagten, auf negative Möglichkeiten fixierten Geist.

So wie Hygienemaßnahmen nicht unbedingt zu stundenlangem Händewaschen führen, so verursacht Religion für sich genommen keine Skrupel. Der Zusammenhang ist nur scheinbar.

Religion spendet Trost, Frieden und Freude an der Verbindung zu Gott und anderen Menschen. Sie ist keine Tyrannei unmöglich einzuhaltender Regeln, sondern bietet Verhaltensorientierung. Glaubensskrupel hingegen trennen von Gott und anderen Menschen und bieten nichts als Kummer und Sorge ohne Ende. Obwohl praktizierte Religion sich wie Zwang anfühlen kann, ist das für andere offensichtlich völlig übertrieben. Glaube und Werte geben dem Leben einen Sinn, Gewissensbisse entfernen davon.

Fakt ist: Religion verursacht genauso wenig Skrupel, wie normale Hygienestandards Waschzwang verursachen.

Es folgt ein Beispiel von einer Frau, die früher einfach nur gerne täglich gebetet hat, was sich dann jedoch zu einem regelrechten Zwang gesteigert und sie in die Fänge religiöser Skrupel getrieben hat.

Beispiel 1: „Wir müssen mit echter Hingabe beten."

Cheryl stammt aus einer christlichen Familie, in der Religion der Mittelpunkt des Lebens ist. Die junge Frau orientiert sich stets an der Frage: „Was würde Jesus tun?" Vor dem Zubettgehen spricht sie immer dasselbe Gebet, das sie schon aus ihren Kindertagen kennt. Als sie selbst Mutter von zwei Kindern ist, kommt ihr eines Tages der Gedanke, dass sie für deren Seele verantwortlich ist. Damit sie garantiert im Zustand der Gnade einschlafen, müssen sie mit echter Andacht und im rechten Geist beten. Daher behält sie sie beim gemeinsamen Gebet genau im Auge, und wenn sie ungeduldig werden, abgelenkt wirken oder sich verhaspeln, wird wieder von vorne angefangen. Inzwischen knien sie eine ganze Stunde vor dem Bett, bemüht um die rechte Andacht, ein Gefühl, das immer weniger zu fassen ist. So gerne Cheryl das Beten lockerer angehen möchte – das Risiko, dass die Seele ihrer Kinder Schaden nehmen könnte, ist ihr einfach zu groß.

Achtung! Mit ihrer paradoxen Bemühung, die Andacht zu steuern, erreicht Cheryl nur das Gegenteil. Je verzweifelter sie ihr Ziel anstrebt, desto mehr entzieht es sich. In ihrer Angst hält sie jedes Risiko für die Seelen ihrer Kinder für unzumutbar. So wird es unangenehm stickig und „klebrig" in ihrem Kopf. Gedanken bleiben darin haften, und weil sie mit der Kontrolle nicht aufhören kann, steckt sie in der Vergewisserungsfalle fest.

Manchmal wirkt die Welt durch die Brille der religiösen Skrupel entweder schwarz oder weiß, richtig oder falsch („Bin ich wie Hitler oder wie Jesus?"). Dieser strenge und anspruchsvolle Blick auf die Menschlichkeit übersieht alle Nuancen und verhindert, dass man sich auf andere Menschen nach dem Prinzip von Geben und Nehmen einlassen kann. So verzerrt die Bemühung, perfekt nach dem Gesetz zu leben, die Religionsausübung und führt womöglich sogar zur Entfremdung von der Gemeinde.

Beispiel 2: „Alle Gesetze müssen buchstabengetreu befolgt werden."

Jacob lebt in einer kleinen, ultraorthodoxen jüdischen Gemeinde. In der Talmudschule stieß der junge Mann auf einen Abschnitt über die Pflicht, andere auf Gesetzesübertretungen hinzuweisen, etwa das Verbot von Tratsch. Er nahm sich das so zu Herzen, dass er jedes Gespräch unterbrach und schon beim kleinsten Verstoß nicht nur seine Eltern und Lehrer kritisierte, sondern sogar Leute, die er gar nicht kannte. Durch sein störendes Verhalten verlor er Freunde, er verärgerte seine Geschwister und kränkte seine Lehrer, und flog schließlich von der Schule. Trotzdem hörte er nicht auf, allen möglichen Rabbinern dieselben Fragen zu stellen und ihre Antworten zu vergleichen. Bei jeder Abweichung geriet er außer sich. Zur Vermeidung seines zwanghaften Korrigierens zog er sich bewusst von allen sozialen Kontakten und Bildungsangeboten zurück und kam infolgedessen in Behandlung.

Achtung! Während Jacobs Umfeld erkennt, dass er die religiösen Gesetze zu sehr nach dem Buchstaben befolgt, bleibt es ihm selbst verborgen. Und selbst wenn er um

Rat bittet, lässt er sich weder lenken noch beruhigen, sondern widerspricht. Weil er mit der Grauzone des Vielleicht nicht klarkommt, geht er am Ende allen aus dem Weg.

Weltliche Skrupel

Hierbei handelt es sich um das sogenannte *überstrenge Gewissen*. Es schlägt zu bei Zweifeln an moralischen Werten wie Wohltätigkeit, Anstand, Großzügigkeit, Freundlichkeit oder Gerechtigkeit. Für weltliche Skrupel braucht es keine Frömmigkeit – ein starkes Unrechtsbewusstsein reicht. Davon betroffen ist, wer sich intensiv mit kniffeligen Fragen auseinandersetzt, wie z. B. *Wie viel ist genug?* Oder: *Was ist fair oder richtig oder gerecht?* Die alltäglichsten Verfehlungen lösen Gewissensbisse und Schuldgefühle aus. Wer sich stets zum rechten Handeln berufen fühlt oder sichergehen muss, dass sich Intentionen, Gedanken und Gefühle vollkommen im Einklang mit bestimmten Werten befinden, steckt vielleicht in der Vergewisserungsfalle.

Beispiel: „Wie viel Nächstenliebe ist genug?"

Philip hat immer hart gearbeitet, um seine Familie zu versorgen. Inzwischen ist er über sechzig. Eines Tages sah er einen Obdachlosen und fühlte sich gedrängt, ihm Geld zu geben. Er zog einen Dollar hervor, überlegte es sich anders und steckte stattdessen einen Zehndollarschein in den ausgestreckten Becher. Zuerst fühlte er sich großartig. Doch dann dachte er: „Warum habe ich ihm keinen Zwanziger gegeben? Eigentlich brauche ich das Geld doch nicht." So zerbrach er sich den restlichen Abend den Kopf darüber, welcher Betrag wohl hoch genug gewesen wäre.

Manche Leute verschwenden keinen Gedanken daran und gehen an Obdachlosen einfach vorbei. Andere spenden für wohltätige Zwecke. Doch Philip fühlt sich den Armen so sehr verpflichtet, dass es ihn schier überwältigt. Da persönliches Engagement wichtiger als Geldspenden ist, wie er irgendwo gelesen hatte, ging er eines Abends ins Stadtzentrum und brachte den Armen dort belegte Brote und Decken. Er war erschöpft, aber völlig euphorisch. Doch am Morgen schlichen sich wieder Zweifel ein: „Ich hätte ihnen Gutscheine kaufen sollen. Oder vielleicht Fahrkarten für die U-Bahn? Rucksäcke mit Dingen für den persönlichen Bedarf wie Seife und Zahnpasta? Vielleicht sollte ich jemanden im Gästezimmer unterbringen?" Inzwischen verbringt er fast jeden Abend im Stadtzentrum, verteilt Sachen an Hilfsbedürftige und kümmert sich um sie. Wenn er sich einmal frei nimmt, leidet er Qualen. Er ist sich nie sicher, ob er genug tut, egal was andere dazu sagen. So überlegt er, seine Rentenversicherung zu kündigen und all sein Geld wegzugeben.

Achtung! Philip hat es schwer, eine definite Antwort auf eine wichtige, aber unbeantwortbare Frage zu finden. Den meisten Menschen ist „gut genug" ja gerade recht, aber ihm nicht, weil sein Leben mit seinen Wertvorstellungen übereinstimmen muss. Sein Gewissen lässt ihm keine Ruhe.

3.2 Lebenslange Garantie

Diese Sorte Vergewisserungsfalle ist ein Versuch, die Zukunft vorherzusagen und damit eine Sicherheit herzustellen, die es einfach nicht gibt. Sie kennzeichnet sich durch wiederholte Bemühungen, sich in Form von unmöglichen Garantien Gewissheit zu verschaffen. Ihre drei Unterarten heißen: Gesundheit, Sicherheit und Glück.

Gesundheit

Sich zu vergewissern, dass man gesund ist, ist vernünftig. So ist es ganz normal, den Körper in regelmäßigen Abständen durchzuchecken und darauf zu achten, ob sich etwas anders anfühlt als sonst. Wenn man jedoch ständig Beweise dafür sucht, dass man nicht ernsthaft krank ist, und jede Unregelmäßigkeit, jeden Fleck schon für den Beginn einer (womöglich gar) tödlichen Krankheit hält, ist man womöglich auf dem besten Weg in die Falle. Und wer ohne ärztliche Anweisung ständig den Blutdruck, den Puls oder was auch immer misst, das Aufschluss über die körperliche Befindlichkeit gibt, steckt schon mittendrin.

Drei Arten gesundheitlicher Ängste führen in diese Falle:

1. die Angst, bereits an einem bislang noch nicht entdeckten oder diagnostizierten Problem zu leiden;
2. die Angst, durch nachlässiges oder fahrlässiges Verhalten Probleme zu bekommen; und
3. die Angst, dass eigentlich unwichtige, als unvollkommen empfundene Merkmale oder bestimmte Vorgänge des Körpers – etwa ein asymmetrisches Gesicht oder die normalen physischen Symptome nervöser Erregung — auf Gesundheitsrisiken hinweisen.

Bei der ersten Art vergewissert man sich durch endlose „Recherchen“ und Nachforschungen. Bei der zweiten kommt es zunehmend zu aufwendigen Vermeidungsreflexen. Und bei der dritten mehren sich die Besuche in der Arztpraxis, in der Notaufnahme und bei alternativen Heiler*innen. Auf welchem der drei Wege die Suche nach der Gesundheitsgarantie auch abläuft – Familienangehörige und Freund*innen werden das Verhalten irgendwann leid sein und die Betreffenden als Hypochonder*innen abtun.

Es folgen einige Beispiele für Menschen, die sich fest in der Gesundheitsfalle verfangen haben.

Beispiel 1: „Was ist, wenn ich krank bin und man nicht herausfindet, was es ist?"

Julie hat die fixe Idee, dass die Antibiotika, die sie eingenommen hat, Nebenwirkungen für ihr Gehirn haben. Um das Ausmaß des Schadens zu bestimmen, macht sie am laufenden Band „Gehirntests" im Internet. Sehr beunruhigt ging sie zum Hausarzt, der solche Nebenwirkungen ausschloss, doch einige Zweifel blieben. „Er hat mich behandelt, als wäre ich neurotisch, und mich überhaupt nicht ernst genommen", erzählt sie ihrer Therapeutin. Am nächsten Tag recherchierte sie stundenlang nach „seltenen Nebenwirkungen von Antibiotika" und nach dem „organischen Hirnsyndrom". Davon angeregt machte sie sich Sorgen um ihre „Mattscheibe". Sie glaubte, an Konzentrationsstörungen zu leiden und ging zu einer neurologischen Praxis, um ein MRT machen zu lassen. Dort befand man, es gebe keinen Grund dafür, und verschrieb stattdessen Valium.

Nach wochenlangem Vergewissern, unzähligen Stunden Internetrecherche, zahlreichen Gedächtnistests und vier Arztterminen ist sich Julie immer noch nicht gewiss, ob die Antibiotika ihr geschadet haben, sondern verunsicherter denn je.

Achtung! Julies Fall verdeutlicht, wie es in der Gesundheitsfalle zugeht. Die Betreffenden

- sind unentwegt mit ihrem Körper beschäftigt und sehr wachsam für alle Empfindungen und Symptome,
- interpretieren jede kleinste Abweichung vom Normalzustand als Katastrophe,
- lassen sich auch von Expert*innen nicht beruhigen,
- vergewissern sich auf unterschiedlichen Wegen,
- haben fixe Ideen und
- missverstehen die Grenzen der Medizin.

Fakt ist: Selbst die besten medizinischen Spezialist*innen können die Ungewissheit nicht völlig beseitigen. Die Grenzen der Medizin zu verstehen und zu akzeptieren bewahrt vor der Vergewisserungsfalle.

Beispiel 2: „Ich mache mir immer Sorgen um die Gesundheit meiner Familie. Nie habe ich ausreichend Gewissheit."

John, 42, muss sich ständig davon versichern, dass er, seine Frau und seine zwei Kinder wohlauf sind. „Wenn mein Sohn einen Arzttermin hat, quält mich die Ungewissheit. Ich mache mir Sorgen um seine Gesundheit, untersuche seine Augen und seine Nase, taste seine Achselhöhlen nach Schwellungen ab." Ist jemand tatsächlich krank, geht das Versichern erst richtig los. Bei den Erklärungen der Ärztin denkt er sofort an den schlimmstmöglichen Fall und nervt dann, weil sie ihm versichern soll, dass alles gut wird.

Einmal waren die Leberwerte seiner Frau eine Zeit lang auffällig. Völlig außer sich rief John täglich in der Praxis an, bis die Ärztin schließlich sagte: „Hören Sie, das ist höchstwahrscheinlich ein Virus. Wenn die Werte in etwa einem Monat immer noch auffällig sind, können wir eine Biopsie machen, um etwas Ernsthaftes auszuschließen. Aber meiner Meinung ist es nur ein Virus, glauben Sie mir." Doch John glaubte nur, vor lauter Ungewissheit verrückt zu werden. So sagte er zu seinem Therapeuten: „Warum lässt sie die Biopsie nicht sofort machen? Wie kann sie denn von mir erwarten, dass ich warte!"

Achtung! Johns dringendes Bedürfnis nach Gewissheit ist ein Zeichen, dass er in der Falle sitzt. Hätte die ursprünglich produktive Versicherung („wahrscheinlich ein Virus; ungefährlich genug, um erst einmal abzuwarten und dann weiterzusehen") die Ungewissheit ausreichend verringert, wäre das Warten hinnehmbar gewesen. Aber so würde John sogar einem negativen Biopsiebefund misstrauen und sich auf einem anderen Weg erneut Gewissheit verschaffen.

Fakt ist: Kommt beim Vorschlag, erst einmal „abzuwarten" und „Geduld zu haben", ein Gefühl der Dringlichkeit auf, ist das ein Zeichen dafür, dass Ungewissheit Angst macht.

Beispiel 3: „Sag mir bitte, dass ich im Flugzeug nicht ausraste!"

Emma geht auf die dreißig zu und leidet unter massiver Flugangst. Sie fürchtet sich jedoch nicht nur vor einem Absturz, sondern auch davor, dass sie mitten im Flug einen Herzinfarkt erleidet, einen Schlaganfall bekommt oder durchdreht, sich nicht mehr beherrschen kann und auszusteigen versucht. Die Information, dass alle Ausgänge mit Sicherheitsschlössern ausgestattet sind, beruhigt sie etwas. Doch das mulmige Gefühl, sie könnte ausrasten, bleibt. Sie sagt sich, sie halte „höchstens ein oder zwei Stunden" aus, und bucht kürzere Strecken. Außerdem hat sie zur Sicherheit eine zuverlässige Begleitung dabei. Da es in den USA möglich ist, zur emotionalen Unterstützung auch ein Tier mitzunehmen, hat sie dieses „emotional support animal" auch schon in Erwägung gezogen, ist aber bei dem Gedanken, sie könnte es in einem Anfall von Panik verletzen, wieder davon abgerückt. Sie will sich mit beruhigendem Dauerselbstgespräch aus der Vergewisserungsfalle befreien, aber genau das hindert sie daran.

Dieser Dialog läuft in etwa so ab:

Der Bangemacher: Das ist nicht zum Aushalten! Mein Herz hämmert wie verrückt – bekomme ich einen Herzinfarkt?

VERMEINTLICHE BERUHIGUNG: Nein. Weißt du nicht mehr, was der Arzt gesagt hat? Du bist völlig gesund. Das ist bloß eine harmlose Panikattacke.
DER BANGEMACHER: Aber wie kann er sich da so sicher sein? Und mal abgesehen davon – ich bin auch noch verrückt! Das ist viel zu stressig. Was ist, wenn ich versuche, den Notausgang zu öffnen?
VERMEINTLICHE BERUHIGUNG: Du bist nicht verrückt! Das darfst du noch nicht einmal denken! Du bist normal.
DER BANGEMACHER: Aber meine Gedanken sind so laut, sie überstürzen sich, gleich raste ich aus. Oh nein! Wenn ich nicht versuche, hier rauszukommen, fange ich an zu schreien und um mich zu schlagen!
VERMEINTLICHE BERUHIGUNG: Sei nicht dumm. Das würdest du nicht machen. Außerdem sind wir bald da.
DER BANGEMACHER: Bis dahin halte ich nicht durch! Töte mich! Erlöse mich von dieser Qual!
VERMEINTLICHE BERUHIGUNG: Sei nicht blöd! Das ist doch Unsinn. Beruhige dich. Da läuft ein Film, den kannst du dir anschauen.
DER BANGEMACHER: Selber blöd! Wie soll ich mich denn jetzt auf einen Film konzentrieren? Am liebsten möchte ich mich umbringen. Das kommt vom Fliegen. Ich muss hier raus. Ich halte das nicht aus.
VERMEINTLICHE BERUHIGUNG: Wir haben es gleich geschafft. Kannst du noch ein paar Minuten? Mach mal diese Atemübung, das beruhigt dich bestimmt.
DER BANGEMACHER: Und was ist, wenn das Flugzeug noch eine Weile herumstehen muss?
VERMEINTLICHE BERUHIGUNG: Na, jetzt übertreibst du's aber mit deiner Sorge. Sobald wir gelandet sind, sind wir außer Gefahr.
DER BANGEMACHER: Da hast du's. Kompletter Unsinn. Ich sagte es doch, ich habe eine Macke!

Wieder einmal schafft es Vermeintliche Beruhigung nicht, den Bangemacher zu beruhigen. Im Gegenteil – ihre Beruhigungsversuche bestätigen seine schlimmsten Befürchtungen. Und was sagt Stimme der Vernunft dazu?

STIMME DER VERNUNFT: Merkst du, dass deine Unsicherheit umso stärker und hartnäckiger wird, je mehr du dagegen ankämpfst? Du kannst noch so oft fliegen – wenn du deine Einstellung nicht änderst, bleibst du in der Vergewisserungsfalle.
VERMEINTLICHE BERUHIGUNG: Ich will doch nur helfen.
STIMME DER VERNUNFT: Bangemacher, dir zu versichern, dass du nicht verrückt wirst, dich daneben benimmst oder einen Herzinfarkt bekommst, ist keine Lösung. Besser ist es, die Waffen niederzulegen und das Gefühl des Eingesperrtseins zu akzeptieren.
DER BANGEMACHER UND VERMEINTLICHE BERUHIGUNG: Das ist aber echt schwer.
STIMME DER VERNUNFT: Es gibt keine Garantien dafür, dass du nicht die Beherrschung verlierst oder verrückt wirst. Es wären nichts als leere Versprechungen. Der Bangemacher würde auch beim nächsten Flug wieder losschreien. Was nicht gerade beruhigt. Gegen das unangenehme Gefühl der Unsicherheit helfen auch Vermeidungsstrategien wie Ablenkung oder Tiefdurchatmen nicht, sie intensivieren es noch. Man kann aber durchaus lernen, Zeit verstreichen zu lassen und es auszuhalten. Das mag zwar äußerst riskant wirken, aber das ist bloß die Angst, die dich an der Nase herumführt.

Achtung! Äußerlich sieht man Emma nichts an, aber innerlich brodelt sie vor Angst, verrückt zu werden. Ihre stillen Selbstgespräche und Ablenkungsmanöver beruhigen sie nicht, sondern sind leere Versprechungen gegen die schwarzmalerischen Gedanken und Bilder – sie gehen nach hinten los und ziehen die Schnüre noch enger.

Sicherheit

In der Sicherheitsfalle landet, wer alles zu vermeiden sucht, was irgendwie giftig oder zu gefährlich ist oder *sein könnte*, nicht nur zum Schutz für sich selbst, sondern auch für Angehörige, wie etwa im Fall von Überbehütung. Welche Form das auch annimmt – jedes wahrgenommene Risiko wird zur Qual.

Beispiel 1: „Ich möchte doch nur, dass meine Kinder in Sicherheit sind."

Isabella bezeichnet sich selbst als Bazillophobikerin seit eh und je. Sie hat stets ein Desinfektionsmittel dabei, geht Hustenden aus dem Weg, lacht, wenn jemand sie zwanghaft nennt – da würde sie wohl mit ihrem Vater verwechselt, der sei wirklich zwangsgestört, sie dagegen bloß vorsichtig. In öffentlichen Toiletten setzt sie sich nicht direkt auf die Klobrille und berührt den Wasserhahn mit einem Papiertuch. Sie ist sehr geübt im freihändigen Treppensteigen.

Problematisch wurde es, als sie zwei einjährige Waisenkinder aus Guatemala adoptierte. Sie ist völlig vernarrt in die Zwillingsschwestern, die doch solch einen schweren Start ins Leben gehabt haben, und tut alles dafür, damit sie gesund sind und sich geborgen fühlen. Niemand darf sich ihnen mit ungewaschenen Händen nähern. Erreichbare Oberflächen werden gründlich gesäubert. Ist ein Kind hingefallen, wäscht sie ihm sogleich die Hände und zieht ihm etwas anderes an. Der Kinderarzt hat ihr versichert, der Kontakt mit Krankheitserregern stärke das Immunsystem, aber schon bei der Vorstellung, die Mädchen vorsätzlich an Keime heranzulassen, kommt ihr das Grausen. Da Isabella auch den Kontakt zu anderen Kindern nicht erlaubt und eine Kita völlig ausgeschlossen ist, hat ihre Mutter irgendwann auf einer Behandlung bestanden. Aber auch hier fällt es ihr wahnsinnig schwer einzusehen, dass potenzielle Erreger einfach überall sind.

Achtung! Isabellas Wunsch, ihre Kinder zu beschützen, ist zwar verständlich, doch dadurch schränkt sie die beiden in ihrer Freiheit ein und schottet sie zudem von anderen ab. Weil sie sie unbedingt in Sicherheit wissen will, kann sie noch nicht einmal vertretbare Risiken eingehen.

Im nächsten Beispiel geht es um jemanden, dessen Kontrollzwänge stetig mehr werden, da er versucht, mit jeder nur denkbaren Gefahr, die ihm gerade in den Sinn kommt, fertigzuwerden:

Beispiel 2: „Bevor ich ins Bett gehe, sorge ich dafür, dass alles sicher ist."

Kurz nach Andrés Einzug in sein neues Haus verursachte ein Rohrbruch im Keller eine derartige Sauerei, dass er eine Reinigungsfirma einschalten musste. Seitdem ist er sehr auf der Hut. So hat er zum Schutz vor Brandgefahr in allen Zimmern nicht nur Rauchmelder, sondern auch Kohlenmonoxidwarngeräte installiert. Und erst wenn er alle Rohre im Keller und den Herd kontrolliert hat, fühlt er sich sicher genug, um ins Bett zu gehen.

Das Problem ist nur: Er kann sich nie völlig in Sicherheit wiegen. Er legt sich schlafen, steht wieder auf, geht hinunter und kontrolliert nach, was er schon kontrolliert hat. Dann fällt ihm der Kühlschrank ein. Ist der nicht richtig zu, könnte das Essen verderben und bei Darnell, seinem Sohn, zu einer Lebensmittelvergiftung führen. Also muss er sich davon überzeugen, dass die Kühlschranktür ordentlich verschlossen ist. All das macht mehrere Kontrollrunden notwendig. Die könnte er auch mit dem Handy aufnehmen, überlegt er. Dann könnte er sich, falls er nervös wird, im Bett die Filme anschauen. Und genau das tut er: Er nimmt das Handy mit ins Bett und schaut sich zur Beruhigung seine Kontrollrunden an.

Achtung! Die Erleichterung durch die kontrollierende Vergewisserung ist nicht von Bestand. Andrés Kontrollbedürfnis ufert aus. Erst galt es nur der Überschwemmung, dann kam das Feuer hinzu, das Kohlenmonoxid, das Gas und schließlich die verdorbenen Lebensmittel. Was klein anfing, ist ihm über den Kopf gewachsen.

Glück

Die Glücksfalle entsteht aus dem Bedürfnis nach einem sicheren Weg ins Glück, wozu gehören: dauerhafte Liebe, eine gut bezahlte befriedigende Arbeit, treue Freundschaften und ein finanziell abgesichertes Leben. Angetrieben wird sie von dem Griff nach den Sternen: eine Garantie auf alles, was in der Zukunft liegt.

Beispiel 1: „Ich muss den beruflichen Erfolg meiner Tochter sicherstellen."

Charles, ein erfolgreicher Unternehmer mit dem Master of Business Administration einer renommierten Universität in der Tasche, hat viel im Leben erreicht. Seinen drei Kindern steckt er ähnlich hohe Ziele. Er schickt sie auf private Eliteschulen, bringt sie dort im Topsportclub unter und organisiert auch ihre Freizeit rund um die Uhr. Zudem sorgt er für Reisen und ehrenamtliche Tätigkeiten, die sich günstig auf ihre College-Bewerbung auswirken.

Seiner ältesten Tochter legt er ein Ingenieurstudium an einer Spitzenuniversität ans Herz. Er hilft ihr beim Redigieren ihrer Schulaufsätze und hat eine Exceltabelle für ihre Bewerbungen erstellt, die sogar ihre Erfolgsquote und die erwartbare Gehaltshöhe zehn Jahre nach Abschluss berechnet. Wie sie selbst sagt, ist ihr das alles irgendwann zu viel geworden, es macht ihr Angst und setzt sie immens unter Druck. Sie leidet unter Kopfschmerzen und Magendarmproblemen. Ihre Mutter versucht, die endlosen Diskussionen über die besten Schulen, die besten Abschlüsse und die besten Karrieren zu unterbinden, doch es ist vergeblich. Als die Ärztin Stresssymptome bei der Tochter diagnostiziert, willigt Charles ein, an einer Familienberatung teilzunehmen.

Achtung! Charles fühlt sich dazu beauftragt, für eine Erfolgs- und Glücksgarantie im Leben seiner Tochter zu sorgen. Doch sein auf ihr Glück fixiertes Sicherheitsbedürfnis macht sie unglücklich, es erzeugt Angst, Unwillen und Stress und schadet überdies der Beziehung. Er sieht nicht ein, dass man niemandem die Zukunft garantieren kann.

Beispiel 2: „Ich muss wissen, dass man mir nicht kündigen wird."

Tracy, 37, hat zwei Kinder und arbeitet seit sieben Jahren als Grundschullehrerin. Sie mag ihren Job. Doch irgendwann beschlich sie das Gefühl, ihr Posten könnte auf wackligen Beinen stehen. Bei einer Auseinandersetzung mit einem schwierigen Schüler hatte sie den missbilligenden Blick der Sozialassistentin auf sich gespürt. Und als sie sie am nächsten Morgen aus dem Büro der Schulleitung kommen sah, dachte sie plötzlich, sie könnte sich über sie beschwert haben.

Also vergewisserte sie sich bei der Leitung, wurde jedoch nicht wirklich schlau aus dem Gespräch, sondern fühlte sich danach erst recht mulmig. Sie fragte einen befreundeten Kollegen und er versicherte ihr, es sei nichts Negatives über sie im Umlauf. Doch da die Vorstellung, gefeuert zu werden, sie nicht losließ, sprach sie die Assistentin direkt an, ob sie sich über sie beschwert habe. Diese verneinte, aber Tracey glaubte ihr nicht. Ihr Mann nennt sie „kindisch" und findet, sie solle damit aufhören, sie mache nur aus einer Mücke einen Elefanten. Dabei will Tracy doch nur wissen, ob sie sich ihrer Stelle sicher sein kann.

Achtung! Ihre Annahme, jemand könnte etwas gegen sie haben, und ihre Verunsicherung interpretierte Tracy als Warnung vor dem drohenden Verlust ihres Jobs. Wachsam versuchte sie sich vom Gegenteil zu überzeugen, doch mit jeder Nachforschung stiegen weitere Zweifel in ihr auf.

In der Welt der Beziehungen gedeihen Zweifel aufs Beste: Nie kann man genau wissen, wie andere denken und fühlen. Diese Ungewissheit in Freundschaften und Liebesbeziehungen ist für manche Menschen die reinste Qual. Von einem Moment zum anderen fragen sie sich skeptisch: Stoße ich auf Ablehnung? Werde ich betrogen? Meint er es wirklich ernst? Sind ihre Gefühle echt? Gab es ein Missverständnis? Und manchmal ist der Drang nach Gewissheit einfach zu stark. Schauen wir uns ein paar Leute an, die in dieser Falle sitzen.

Beispiel 3: „Ich brauche die Gewissheit, dass er mir treu ist."

Casey, 42, ist krankhaft eifersüchtig auf ihren Mann. Er findet ihren Argwohn, ihren Kontrollzwang ungerechtfertigt und abstoßend und hat ihr nachdrücklich zu einer Therapie geraten.

Obwohl er sich noch nie für andere Frauen interessiert hat, will sie täglich sein Handy und seine E-Mails überprüfen. Immer wieder löchert sie ihn, mit wem er hinter ihrem Rücken zu tun gehabt habe, egal wie flüchtig. Sie durchforstet all seine Taschen. Gehen Sie zusammen weg, verfolgt sie seine Blicke, um sich davon zu vergewissern, dass er angesichts anderer Frauen keine Stielaugen macht. Sie überwacht seinen Terminkalender. In seinem Gesichtsausdruck und seiner Körpersprache sucht sie nach Anzeichen für Lügen. Beantwortet er eine SMS nicht innerhalb von Minuten, wird sie ärgerlich. Um des lieben Friedens willen erzählt er seit einiger Zeit lieber nichts mehr von seinen Kontakten auf der Arbeit, weil sie sonst sich und ihn nur mit der Frage quälen würde, ob er sich womöglich verliebt habe.

Dabei weiß Casey, wie sie ihrem Therapeuten sagt, über der ganzen Kontrolliererei und Fragerei ganz tief in ihrem Inneren, dass ihr Mann ihr die Treue hält. Doch dann kommen wieder Zweifel auf, und die kann sie nicht ertragen. Für ein paar Monate waren sie bei einer Paarberatung, und wie nicht anders zu erwarten, wurden die Gründe für ihr mangelndes Vertrauen und für seine Wahl einer kontrollierenden Lebenspartnerin in der Kindheit gesucht. So interessant diese Erkundung auch war – ihr Verhalten änderte sich dadurch nicht.

Achtung! Caseys Bedürfnis, sich der Treue ihres Mannes zu versichern, steigert sich mit jeder Kontrolle. Da sie sich mithilfe seines Telefons und seines Computers ganz einfach und jederzeit darüber informieren kann, was ihr Mann jeweils gerade treibt bzw. getrieben hat, tut sie es immer öfter und verschärft dadurch die Vergewisserungsfalle. Beachten Sie auch: *Das Problem mit Eifersucht oder Misstrauen in Verbindung zu bringen ist nicht hilfreich.* Es liegt vielmehr daran, dass sie eine Gewissheit unter hundert Prozent nicht akzeptieren kann. „Mission: impossible". Was den Kontrollkreislauf weiter antreibt, ist das Kontrollieren selbst.

Fakt ist: Fortgesetzte Bist-du-mir-treu-Kontrolle ist der Turbomotor für obsessive Zweifel.

Und nun ein generationenübergreifendes Beispiel für die Glücksfalle:

Beispiel 4: „Mein Sohn ist smartphonesüchtig."

Simon, 14, bekam mit sechs sein erstes Handy, weil seine Mutter ihn jederzeit erreichen und herausfinden wollte, wo er sich gerade befand. Als er in die Mittelstufe kam, hörte er auf, sich mit befreundeten Kindern aus der Nachbarschaft und der Schule zu treffen, und nutzte stattdessen zunehmend soziale Netzwerke und Medien.

Jede SMS, jeden Tweet und jeden Post testete er auf seine Beliebtheit hin. Ständig checkte er sein Handy. Seine als zumutbar empfundene Wartezeit auf Antworten wurde immer kürzer, bis er schließlich schon beim Senden der Nachricht auf die Reaktion hinfieberte. Bekam er eine, untersuchte er sie sorgfältig auf etwaige Untertöne oder zwischen den Zeilen versteckte Botschaften. Bei Instagram konnte man sich noch weniger sicher sein, was genau gesagt wurde.

Hatte eine Nachricht aufgrund ihres Tons, ihres Inhalts oder des Zeitraums, innerhalb dem sie erfolgt war, seinen Argwohn geweckt, brach er den Kontakt ab. Seine Vergewisserungssucht wurde zum Dauerzustand. Das Smartphone war ihm Rettungsring und Fluch zugleich. Er fühlte sich gedemütigt und gefangen.

Achtung! Es war Simons Mutter, die die Falle als Erste aufstellte, indem sie nämlich ihr eigenes Bedürfnis nach Gewissheit, dass ihr Sohn glücklich und wohlauf war, durch ständiges Kontaktieren zu befriedigen suchte. So lernte Simon schon von klein auf, praktisch in allen Situationen auf sein Telefon angewiesen zu sein. Sein Bedürfnis nach permanenter Rückbestätigung seiner Beliebtheit bei anderen machte ihn immer „süchtiger" nach Textnachrichten und sozialen Medien.

Vergewisserungsfallen sind manchmal auch das Ergebnis tragischer Vorfälle. Im nächsten Beispiel verwandeln der Bangemacher und Vermeintliche Beruhigung einen solchen in das zwanghafte Bedürfnis nach der Gewissheit, dass sich diese schmerzhafte Erfahrung nicht wiederholt. Wieder einmal weist Stimme der Vernunft den Weg nach draußen.

Innere Stimmen

Der folgende Dialog spielt sich im Kopf einer Person ab, die in der Falle der lebenslangen Garantie von Sicherheit, Glück und Gesundheit sitzt.

Der Bangemacher: Ich drehe durch. Meine beste Freundin hat gerade vom Selbstmord ihrer Nichte erfahren. Überdosis. Mit nur dreiundzwanzig. Meine Freundin hatte bei ihr keinerlei Probleme vermutet und ist aus allen Wolken gefallen. Die Nichte sei immer so unbeschwert und guter Laune gewesen. Doch in ihrem Abschiedsbrief stand, sie habe wohl alle enttäuscht.

Vermeintliche Beruhigung: Wie traurig. Aber kein Grund zum Durchdrehen.

Der Bangemacher: Meine beiden Enkel sind auch immer so fröhlich. Aber wer weiß. Ich mache mir Sorgen.

Vermeintliche Beruhigung: Die sind erst fünf und sieben. Kleine Kinder nehmen keine Drogen und bringen sich damit um. Es geht ihnen bestimmt gut.

Der Bangemacher: Sie werden aber älter. Und wenn sie dann auf der Schule mit Drogen anfangen oder depressiv werden oder sich mit den falschen Leuten einlassen? Man kann ja nie wissen.

Vermeintliche Beruhigung: Sie genießen doch eine gute Erziehung und wachsen wohlbehütet auf. Und wenn doch einmal Schwierigkeiten auftauchen sollten, kann man immer noch einschreiten.

DER BANGEMACHER: Du kapierst es einfach nicht. Meine Freundin hatte keine Ahnung. Es kam für alle völlig unvorbereitet. Wenn meine Enkel nun auch in Schwierigkeiten geraten und wir nichts davon mitkriegen? Ich muss etwas tun, damit ihnen auch ja nichts passiert.

VERMEINTLICHE BERUHIGUNG: Vielleicht solltest du dich um eine enge Beziehung zu ihnen bemühen. Dann erzählen sie dir alles.

DER BANGEMACHER: Wenn sie aber nun nicht viel erzählen? Der Jüngere ist total schüchtern. Mir nicht sicher zu sein, ob es ihm wirklich gut geht, das könnte ich nicht aushalten.

VERMEINTLICHE BERUHIGUNG: Warum lässt du dir mit deinen Sorgen nicht noch ein paar Jahre Zeit?

DER BANGEMACHER: Das ist doch aber jetzt wichtig. Verhaltensmuster bilden sich schon in der Kindheit. Wir müssen jetzt handeln, damit sie bestimmt keine Depressionen bekommen oder Drogen nehmen oder – Gott bewahre! – Selbstmord begehen.

VERMEINTLICHE BERUHIGUNG: Dafür gibt's Bücher. Und Präventionsmaßnahmen. Du könntest es dir auch zur Gewohnheit machen, jeden Abend anzurufen, um ihnen zu sagen, dass du sie lieb hast, und auf diese Weise sichergehen, dass sie wohlauf sind.

DER BANGEMACHER: Warum sollte das funktionieren? Ich werde mir trotzdem Sorgen machen.

STIMME DER VERNUNFT: Die Vorstellung, dass die Enkel zukünftig in ernsthafte Schwierigkeiten geraten, ist natürlich sehr belastend. Aber um die Wahrheit zu sagen – es gibt im Leben keine Garantien. Eines ist sicher: Mit deinen Bemühungen, unvorhersagbare Katastrophen schon im Vorfeld zu verhindern, machst du alle unglücklich – dich zuerst. Außerdem könntest du trotzdem versagen. Niemand ist gegen böse Überraschungen gefeit. Nur indem du die Ungewissheit auch in wichtigen Dingen akzeptierst, kannst du deinen Ängsten und deinem unrealistischen Verlangen nach Kontrolle die Zufuhr von Treibstoff abschneiden. Sei eine gute Oma! Mehr kannst du nicht tun.

3.3 Alle Zweifel beseitigen

Diese Falle entsteht, wenn man nach exakten Antworten auf generell unbeantwortbare Fragen sucht. Zweifel kommen meist im Zusammenhang mit subjektiven Gedanken auf, mit Gefühlen, Überzeugungen, Intentionen sowie mit der Interpretation von Körperempfindungen. Weil sie das Innenleben betreffen, lassen sie sich nicht durch faktenbasierte produktive Vergewisserung zerstreuen, sondern bilden einen fruchtbaren Boden für die unproduktive. Die vier Unterarten dieser Falle lauten: *Sexuelle Orientierung oder Identität, lautere Motive, geistig und seelisch fit* sowie *existenzielle Gewissheit.*

Sexuelle Orientierung oder Identität

Man könnte meinen, dass Erwachsene wissen, zu welchem Geschlecht sie gehören und zu wem sie sich hingezogen fühlen. Aber die Sache ist komplizierter. Wie mittlerweile bekannt ist, sind sexuelle Identität („Wer ich bin") wie auch sexuelle Orientierung („zu wem ich mich hingezogen fühle") komplex, subtil, ja sogar veränderlich und beruhen nicht nur auf biologischen, sondern auch auf psychosozialen und kulturellen Faktoren. Weder die eine noch die andere Frage wird bewusst entschieden. Ein Konflikt zwischen dem inneren Erleben und dem körperlichen oder dem nach außen gezeigten Erscheinungsbild kann sehr qualvoll sein, und auch von anderen (oder von einem selbst) negativ beurteilt zu werden. Es gibt durchaus Menschen, die sich hundertprozentig der einen oder anderen Richtung zugehörig fühlen, doch wie man außerdem weiß, liegt die große Mehrheit irgendwo auf einem Kontinuum dazwischen. Welcher Boden könnte also fruchtbarer für Ungewissheit, Zweifel und Verwirrung sein als dieser, zumal wenn Denken und Fühlen so sehr auf Sicherheit fixiert sind?

Haben Sie schon einmal eine seltsame Anwandlung über Ihre Sexualität gehabt? Oder sich aus heiterem Himmel zu irgendjemandem hingezogen gefühlt? Oder etwas völlig Abwegiges von sich selbst gedacht? Die meisten Menschen kennen solche Gedanken, doch weil sie ihnen keine Aufmerksamkeit schenken, lassen sie sich nicht weiter davon beeindrucken. Sie ergeben keinen Sinn. Mit einer klebrigen Falle im Kopf bleiben solche gelegentlichen Spinnereien jedoch leicht haften und verwandeln sich in perfekte Trigger für Zweifelattacken und Vergewisserungsbedürfnisse. Plötzlich unbedingt wissen zu müssen, dass diese Gedanken nichts zu bedeuten haben, ist gefundenes Fressen für die Vergewisserungsfalle der Marke „Alle Zweifel beseitigen". Man braucht bloß innezuhalten und sich zu fragen, warum man denn auf diesen Gedanken gekommen ist – und schon ist man der Falle auf den Leim gegangen.

Natürlich ist es etwas völlig anderes, wenn man sich ernsthaft mit der Frage der eigenen sexuellen Orientierung oder Identität auseinandersetzt. Das hat nichts mit der Falle zu tun.

Ein einziger flüchtiger Gedanke stürzte Jimmy tief in die Vergewisserungsfalle hinein.

Beispiel 1: „Ich bin doch nicht schwul – oder doch?“

Jimmy, 52, Rechtsanwalt, verheiratet mit einer Frau und Vater von zwei Teenagern, hatte nie Zweifel an seiner sexuellen Orientierung. Bis er auf einer Geschäftsreise zur Entspannung nach einem anstrengenden Tag in die Hotelbar ging. Er setzte sich neben einen gut aussehenden jungen Mann und fing eine freundliche Unterhaltung an. Plötzlich überkam ihn der recht schockierende Impuls, den anderen anzufassen. Völlig verwirrt stürmte er hinaus und zermarterte sich die ganze Nacht den Kopf, was dieses Erlebnis wohl bedeuten mochte.

Am Tag darauf ertappte er sich immer wieder dabei, wie er innerlich prüfte, ob er sich zu anderen männlichen Tagungsteilnehmern hingezogen fühlte. Wie „besessen“ habe er sich gefragt, ob er womöglich schwul war und es sein ganzes Leben lang nur verdrängt hatte. Er versuchte, sich mit Erklärungen zu beruhigen und einfach nicht weiter darüber nachzudenken. Wahrscheinlich lag es nur an seiner Erschöpfung und dem Alkohol. Aber dann fing er an, sich Pornofilme anzuschauen, sowohl hetero- als auch homosexuelle, und seine Reaktionen darauf zu vergleichen. Als er sich beim Sex mit seiner Frau selbst auf die Probe stellen wollte, war er impotent und entwickelte eine Angststörung. Er chattete mit jungen Männern, die ihre sexuelle Orientierung hinterfragten, was ihm jedoch weder Klarheit noch Erleichterung verschaffte. Von da an vermied er es, mit Männern allein zu sein. Er hatte nie etwas gegen Homosexuelle gehabt. Sein Cousin war offen schwul, sie waren zusammen aufgewachsen und er hatte sich im Beisein von schwulen Männern nie unwohl gefühlt. Er litt also nicht unter Homophobie, sondern unter seiner hartnäckigen Aversion gegen diese Ungewissheit. Er „brauchte eine definitive Antwort“ und überlegte, sich in einem Schwulenclub von jemandem abzuschleppen zu lassen.

Beispiel 2: „Was ist, wenn mein Wunsch nach einer Brustverkleinerung bedeutet, dass ich trans bin?“

Sherry, 28, Single und Maschinenbautechnikerin, ist von Natur aus recht füllig. Da ihr wegen ihres großen Busens häufig die Schultern schmerzen und passende Berufskleidung schon immer schwierig zu finden ist, entschied sie sich für eine chirurgische Brustverkleinerung. Für die Kostenübernahme durch die Krankenversicherung musste sie sich zur Beurteilung der medizinischen Notwendigkeit einem psychologischen Test unterziehen. Beim Geschlecht kreuzte sie „weiblich“ an und die Frage „Wären Sie gerne ein Mann?“ beantwortete sie mit „Nein“.

Anschließend war ihr jedoch nicht ganz geheuer zumute. Immer wieder rief sie sich den Test ins Gedächtnis, um für sich zu prüfen, ob sie beim Ausfüllen vielleicht gezögert hatte. Gleichzeitig fragte sie sich, warum sie das überhaupt nervös machte: „Und wenn ich tatsächlich gezögert habe – na und? Ist doch nicht weiter von Belang.“ Als sie mit einer Freundin darüber sprach, sagte diese, Sherry habe ja einen Männerberuf, sei sexuell recht unerfahren und trage nie Kleider oder Röcke. Könnte das etwas zu bedeuten haben? Dies stürzte Sherry kopfüber in einen Strudel aus ständiger Selbstüberprüfung und schlaflosen Nächten, bis sie die Operation schlussendlich absagte. Dass sie zuvor noch nie darüber nachgedacht hatte, ob sie trans war, beruhigte sie nicht. Woher konnte sie sich gewiss sein, dass sie es nicht war? Wollte sie vielleicht deswegen weniger Busen haben?

Beispiel 3: „Und wenn ich in Wahrheit Frauen liebe?"

Suzanne, ebenfalls 28 und Single, schaute sich einen Liebesfilm an und zuckte vor Schreck zusammen, als sie feststellte, dass sie dabei war, sich in die Hauptdarstellerin zu verlieben. „Was ist, wenn ich in Wahrheit auf Frauen stehe?", dachte sie. Dabei hatte sie gerade eine ernsthafte Beziehung zu einem Mann und die beiden planten, zusammenzuziehen.

Der Gedanke, sie könnte sich zu Frauen hingezogen fühlen, versetzte sie in Panik. Es war weniger die Vorstellung, lesbisch zu leben, die ihr Angst machte, sondern das Gefühl, sich selbst nicht richtig zu kennen. Denn wenn sie – so plötzlich aus heiterem Himmel – erkannte, dass sie lesbisch war, dann gab es vielleicht auch noch andere bisher unerkannte Dinge an ihr? Fieberhaft begann sie sich Gewissheit zu verschaffen und las alles über das Coming-out von Frauen, rief bei Beratungsstellen zum Thema sexuelle Identität an, achtete genau darauf, wie erregt sie in Gegenwart ihres Freundes war und wie in der Vorstellung, es mit einer Frau zu tun – nur um genau zu wissen, ob sie lesbisch war oder nicht. Es war ein „Zustand der ständigen Panik", sagte sie. All diese Ungewissheit – sie konnte damit nicht leben.

Achtung! In der Regel beginnt die Gefangenschaft in dieser Falle mit einer schockierenden Idee, z. B.: „Vielleicht würde ich mich im Körper eines anderen Geschlechts authentischer fühlen", oder dem seltsamen Erlebnis, dass man sich emotional oder körperlich zu einer Person hingezogen fühlt, bei der man das nicht erwartet hätte. Ist man erst einmal auf den Gedanken aufmerksam geworden, lässt er sich nicht mehr abschütteln, und dann kommt der verstörende Drang nach sofortiger Gewissheit.

Der Bangemacher und Vermeintliche Beruhigung können praktisch jede Interaktion in einen Brutkasten für nach sofortiger Auflösung verlangende Zweifel verwandeln. Die Falle springt auf, sobald Stimme der Vernunft einschreitet.

Folgendes Gespräch spielt sich im Kopf des Betreibers einer Schwulenkneipe ab, der sich schon seit Langem für die Rechte von Homosexuellen engagiert und vor einem Jahr den Mann geheiratet hat, mit dem er seit siebenundzwanzig Jahren zusammen ist.

DER BANGEMACHER: Mich lässt das einfach nicht los, diese Vertrautheit gestern mit LeeAnn. Wir haben über ganz persönliche Dinge geredet. Ich habe ihr versichert, dass Mariko sie nie verlassen wird, und wollte dabei ihre Hand halten.

VERMEINTLICHE BERUHIGUNG: Das ist doch nur normal. Du fühlst dich ja nicht zu ihr hingezogen.

DER BANGEMACHER: Wie kannst du dir so sicher sein? Ich wollte sie wirklich anfassen.

VERMEINTLICHE BERUHIGUNG: Aber nur einen Moment lang. Du wirst schon sehen. Wenn ihr euch das nächste Mal trefft, ist das Gefühl weg.

Der Bangemacher: Nein! Du kapierst es nicht. Ich muss jetzt immer wieder an sie denken und frage mich, ob ich wohl irgendwie auch ein bisschen hetero bin. Wenn Harry meine Gedanken lesen könnte, er wäre am Boden zerstört.

Vermeintliche Beruhigung: Er wird nie davon erfahren und du wirst ihm eh nicht untreu. Schließlich warst du es siebenundzwanzig Jahre lang nicht, kein einziges Mal.

Der Bangemacher: Ich stelle mir dauernd vor, wie ich mit ihr schlafe. Um herauszufinden, ob mich das erregt. Ich glaube schon. Das ist die reinste Katastrophe. Was mich so beunruhigt ist nicht mal, dass ich ihn betrüge, sondern dass da etwas in mir schlummert, von dem ich bisher nichts gewusst habe, und wie unfair das ihm gegenüber ist.

Vermeintliche Beruhigung: Was er nicht weiß, macht ihn nicht heiß. Denk nicht mehr an LeeAnn, sondern nur daran, wie sehr du Harry liebst.

Der Bangemacher: Das funktioniert nicht. Ich bin wie besessen von ihr! Ich hab solche Angst.

Stimme der Vernunft: Hey, Leute! Jedem Menschen kommen unerwartete Gedanken an Sex. Wenn man sie behandelt, als wären sie unwichtig und nicht weiter beachtenswert, bleiben sie meist nicht haften. Wenn man sie hingegen abschütteln will, kommen sie immer wieder und vermitteln den Eindruck, man dürfe sie nicht ignorieren. Entspann dich! Es war ein wirklich gutes Gespräch, ein Moment der emotionalen Verbundenheit, der in deinem Kopf haften geblieben ist und sich nun in die Länge zieht. Hör auf, dich zu martern. Es bringt nichts. Wenn du den Gedanken einfach in Ruhe lässt, wird er aller Wahrscheinlichkeit nach von selbst verschwinden.

Lautere Motive

Diese Falle braucht die Gewissheit, dass man aus sittlich reinen Beweggründen handelt. Das Verlangen nach vollkommener Klarheit hinsichtlich der eigenen Intention, Motivation und Einstellung entspricht jedoch nicht der Realität, in der widersprüchliche Gefühle und Wünsche ganz normal sind. Wer in der Falle der lauteren Motive sitzt, spielt alle Begegnungen und Erlebnisse mehrfach hintereinander durch und analysiert sie genauestens, um sicherzugehen, dass man auch ganz bestimmt ein guter, netter Mensch ist.

Beispiel 1: „Ich bin eigentlich ganz anders."

Rita — ironischerweise auf den Namen der Heiligen Rita von Cascia getauft, der Schutzpatronin der aussichtslosen Anliegen – wirkt nach außen hin gelassen und besonnen. Immer macht sie anderen kleine Geschenke und besucht Kranke, nie wird sie laut oder ausfallend, selbst dann nicht, wenn sie ganz und gar anderer Meinung ist. Klaglos hat sie einige schwere Krankheiten überstanden und sich damit beim Krankenhauspersonal sehr beliebt gemacht. Trotzdem wird sie von Zweifeln geplagt, weil sie sich häufig insgeheim über andere ärgert, neidisch und eifersüchtig ist oder sich ungebührlich zu jemanden hingezogen fühlt – all das, obwohl sie andere glauben macht, dass sie ein guter Mensch ist. Niemand kenne sie eigentlich richtig, gesteht sie ihrem Therapeuten, sonst wären sie wohl schockiert. Sie sei nicht so wie sie scheint. Eine solche Heuchlerin wie sie habe die Aufmerksamkeit des Therapeuten nicht verdient.

Achtung! Durch ihr Bedürfnis, die für Gefühle und Beweggründe normale Ambivalenz loszuwerden, hat Rita ein schlechtes Gewissen und macht sich Vorwürfe. Obwohl ihr Verhalten ihren Werten und Idealen entspricht, geißelt sie sich selbst dafür, wenn ihre Gefühle und Gedanken das nicht immer tun, was allerdings auch ziemlich unrealistisch wäre. Mit anderen oder sich selbst darüber zu reden hilft genauso wenig gegen die Not wie positives Feedback. Im Gegenteil – es bestärkt sie nur in dem Glauben, dass sie eine Heuchlerin ist und ihr Leben auf einer Lüge aufbaut. Da sie sich in ihren Selbstgesprächen so stark und unerbittlich kritisiert, verspürt sie keine Genugtuung über ihre Wohltätigkeit.

Das nächste Beispiel veranschaulicht einen weiteren Aspekt dieser Falle:

Beispiel 2: „Es kann doch nicht sein, dass ich auf meinen Boss stehe!"

Mary Alice hatte endlich ihren Traumjob gefunden. Alles lief gut. Sie mochte den Kontakt mit der Kundschaft, sie war eine erfolgreiche Verkäuferin und bekam ein anständiges Gehalt. Eines Morgens musste sie beim Anziehen an ihren Boss denken und fragte sich, ob es ihm wohl gefiele, wie sie sich kleidete. Da überfiel sie der Gedanke: „Was ist, wenn ich auf ihn stehe?" Sie erstarrte. Schnell überzeugte sie sich vom Gegenteil, denn in Wahrheit war ihr Freund doch viel attraktiver. Absichtlich zog sie sich etwas „Biederes" an.

Einige Tage später ertappte sie sich selbst dabei, wie sie ihren Boss strahlend anlächelte, während sie ihm von einem Kunden erzählte. Sie dachte: „Warum strahle ich denn so? Flirte ich etwa mit ihm? Das wäre ja furchtbar!" Aber natürlich flirtete sie nicht – wie dumm, sagte sie sich beruhigend. Trotzdem musste sie kurz vor Feierabend noch einmal beim ihm „vorbeischauen". Nur um zu sehen, ob dabei Verlegenheit aufkam. Er schien normal. Gut gelaunt ging sie nach Hause. Am anderen Tag hielt sie es kaum mit ihm im selben Raum aus, weil sie ihm vor lauter Angst, dass er glauben könnte, sie starre ihn an, nicht in die Augen schauen konnte. Diese abstrusen Gedanken über ihren Boss musste sie ihrem Freund beichten. Aber es half nicht. Die Zweifelsspirale schraubte sich immer höher, bis sie überlegte zu kündigen.

Achtung! All die „rationalen Selbstgespräche“ konnten Mary Alice nicht beruhigen — sie waren von Grund auf unproduktiv. Weil sie sich dessen gewiss sein wollte, dass ihre Intentionen noch nicht einmal einen Hauch von Anziehung enthielten, waren die Versicherungen – sowohl die heimlichen (gegenüber ihrem Boss) als auch die offenen (gegenüber ihrem Freund) – leer und verfrachteten sie geradewegs in die Falle.

Geistig und seelisch fit

Manch ängstlich-verengter Kopf reagiert auf das, was er produziert, mit übertriebener Wachsamkeit. Besorgt achtet er auf kleinste Veränderungen des Konzentrationsvermögens oder Gedächtnisses. Auf der Suche nach möglichen Anzeichen für eine geistige Störung, Depression, Psychose oder Demenz testet er stets seine verbale Ausdruckskraft oder seinen Realitätssinn. Weil die Betroffenen sich ganz sicher sein wollen, dass sie weder akut noch schleichend seelisch erkrankt sind, geraten sie in einen Kontrollzwang. Wohl oder übel fördert das normale kleine Unregelmäßigkeiten zutage und dann kommen weitere Zweifel auf, welche richtiggehend nach Vergewisserung lechzen.

Beispiel 1: „Ich muss herausfinden, ob ich dement bin und etwas dagegen tun, bevor andere es merken.“

Doris, 56, ist Psychologieprofessorin an einem College. Seit den Wechseljahren stößt sie gelegentlich auf Gedächtnislücken und Aussetzer, besonders in Bezug auf Namen und Daten. Ihre Freund*innen, mit denen sie über diese „Alterserscheinungen“, wie sie es nennt, zu scherzen pflegt, versichern ihr, das passiere ihnen auch und sei nicht weiter besorgniserregend. Doch der Gedanke an eine früh beginnende Alzheimer-Erkrankung lässt sie nicht in Ruhe. Sie informiert sich über Demenzsymptome und statt zu schlafen verbringt sie die Nächte mit Zeitschriftenartikeln, Medizintexten, Biografien von Kindern mit dementen Eltern, Romanen und Filmen über alle Facetten dieses Themas, damit sie bestimmt merkt, wenn es mit ihr bergab geht. Ihren Hausarzt drängt sie, ihr Medikamente gegen Alzheimer zu geben, obwohl ein Rückgang ihrer kognitiven Leistung noch gar nicht nachgewiesen ist.

Infolgedessen achtet Doris noch stärker auf ihr Erinnerungsvermögen und stellt es auf die Probe, indem sie Hauptstädte und Zahlenreihen aufsagt. Alles, was sie tut, überprüft sie mehrfach. Als sie feststellt, dass sie vergessen hat, den Betrag eines ausgestellten Schecks zu belegen, gerät sie in Panik.

Achtung! Je mehr Doris ihr Erinnerungsvermögen auf die Probe stellt, desto überzeugter ist sie, dass tatsächlich etwas nicht mit ihr stimmt. Meist liegt in der Vergewisserungsfalle ein Körnchen Wahrheit, das zwar echt, aber nicht wichtig ist (wie die normalen kognitiven Veränderungen nach den Wechseljahren) und die Fantasie des Bangemachers anregt.

Beispiel 2: „Woher weiß ich, dass ich nicht verrückt werde?"

Youssef, Anfang zwanzig, verbringt viel Zeit allein mit Onlinespielen und Haschischrauchen. Seine Mutter ist sehr besorgt und stellt ihm die Bedingung, er könne nur bei ihr wohnen bleiben, wenn er eine Therapie macht. Er sagt, er suche im Internet nach einem Job, geht aber selten aus dem Haus. Den wahren Grund dafür nennt er ihr jedoch nicht: Er meidet die Welt da draußen. Dem Therapeuten sagt er als Erstes, er glaube, verrückt zu werden und könne den Gedanken nicht abschütteln, vielleicht schizophren zu sein. Bei jeder flüchtigen Ablenkung, einer verrückten Idee oder optischen Täuschung, einem abstrusen Gedanken oder Gefühl denkt er: „Jetzt ist es so weit", und unterzieht sich im Stillen einer Prüfung seiner psychischen Gesundheit. Er sagt seinen Namen auf, das jeweilige Datum und seine Adresse. Er sondiert seine Gedanken nach Anzeichen für eine Psychose oder Wahnstörung. Ist das Ergebnis negativ, weiß er sich selbst in der Realität verankert und spürt den Anflug von Erleichterung.

Seine Angst, verrückt zu werden, könne aber nur Haschisch erleichtern. Er sei eben ein „Kiffer". Andererseits könne es aber auch psychotisch machen, und das bereite ihm Sorge. Als der Therapeut ihm versichert, dass er keine Symptome einer Schizophrenie erkennen würde, scheint es Youssef einen Moment lang zu beruhigen. Doch dann erwidert er: „Wie können Sie das sagen? Sie kennen mich doch gar nicht."

Achtung! Die Ursache für Youssefs „Fehlzündungen" ist seine Angst, schizophren zu sein. Seine mentalen Check-ups sind nichts als leere Versicherungen.

Existenzielle Gewissheit

Diese Falle kennzeichnet sich durch das Bedürfnis nach eindeutigen Antworten auf existenzielle oder philosophische Fragen, etwa danach, ob es einen Gott gibt, welchen Sinn das Leben hat, was Wirklichkeit ist oder was nach dem Tod kommt. Ein höchst bedeutsames „metaphysisches Problem" rückt plötzlich ins Bewusstsein, das sich nicht lösen lässt oder starke Zweifel auslöst. Ein Irrläufergedanke, der sich ins Hirn bohrt, eine Frage, die jemand stellt – aber auch Blockbusterfilme wie *Matrix* oder *Der Exorzist* können ein hartnäckiges, dringendes Verlangen nach Klarheit provozieren. Und so muss man sich unbedingt davon vergewissern, was wirklich ist oder warum man auf der Welt ist.

Beispiel 1: „Wie kann ich beweisen, dass die Welt objektiv real ist?"

Jeffrey, 27, Philosophiestudent, kam wegen eines nervösen Erregungszustands ins Krankenhaus. Er hatte an einem Referat gearbeitet, das beweisen sollte, dass objektive Realität Illusion ist. Das Thema faszinierte ihn und er hatte sich ausgiebig damit beschäftigt. Plötzlich kam ihm der Gedanke: „Wenn das alles Illusion ist, warum benehme ich mich dann noch? Wozu überhaupt Regeln befolgen?" Die Frage verfolgte ihn, aber beantworten konnte er sie nicht. Dann befürchtete er, zum Beweis für seine logische Prämisse etwas Schreckliches zu tun, vom Dach zu springen oder seiner Katze den Hals umzudrehen. Entweder er bewies sich selbst, dass die Welt objektiv real war, oder er starb.

Er verstrickte sich in die Schleifen seiner inneren Debatten und nervte die anderen mit langatmigen Gesprächen auf der Suche nach Antworten. Obwohl seine Familie nicht den Eindruck hatte, dass er den Kontakt zur Wirklichkeit verlor, diagnostizierte der Psychiater bei der Aufnahme in die Klinik zu Recht eine Zwangsstörung. Jeffrey hatte eine unbeantwortbare Frage gefunden und brauchte unbedingt Gewissheit.

Achtung! Diese Art der Vergewisserungsfalle maskiert sich gerne als eine wichtige religiöse, philosophische oder intellektuelle Frage. Doch je tiefer man auf der Suche nach einer unmöglichen Gewissheit in die ursprüngliche Frage eintaucht, desto enger ziehen sich die Schnüre zu. Dass man in der Falle sitzt, kann man letztlich nur daran erkennen, wie sie sich anfühlt und verhält, nicht an ihrem thematischen Inhalt. Jeffreys Verzweiflung, seine unablässig sich im Kreis drehende innere Auseinandersetzung machte es noch schlimmer: seine „Arbeit" war keine spielerische Erkundung einer interessanten Kontroverse mehr. Stattdessen verlangte ihn danach, sich der quälenden Zweifel zu entledigen und sie mithilfe der als logischer Diskurs getarnten unproduktiven Vergewisserung auszuräumen. Damit zog er die Falle weiter zu.

Beispiel 2: „Ich brauche Gewissheit, dass das Leben einen Sinn hat."

Lindas Mutter befand sich im Endstadium einer Demenz. Allmählich schwanden ihre Persönlichkeit und ihre Erinnerung, bald würde sie sterben. Seit zwei Jahren pflegte Linda sie zu Hause, und obwohl die Mutter eine beliebte Kinderärztin gewesen war, bekam sie seit Monaten keine Anrufe oder Besuche mehr. Linda dachte: „Was soll das alles?" Ihre Familie war weder religiös noch glaubte sie an ein Leben nach dem Tod. Linda hatte sich mit der Vorstellung abgefunden, dass der Sinn des Lebens darin bestand, zu lieben und geliebt zu werden und außerdem schöne Erinnerungen anzusammeln. Plötzlich verspürte sie ein heftiges Bedürfnis, an etwas zu glauben, das darüber hinausging. Sie brach in Panik aus: Die Vorstellung eines Nichts war unerträglich, doch wie sehr sie sich auch etwas anderes einzureden bemühte, es gelang ihr nicht.

Um wieder mit sich ins Reine zu kommen, schloss sie sich einer humanistischen Gruppe an. Den Leuten dort schien es gar nichts auszumachen, keine Antwort zu haben. Sie ging zu einem Gesprächskreis, der sich mit Wiedergeburt, Vorleben und metaphysischen Fragen beschäftigte. Doch jedes Mal, wenn sie in sich ging, fand sie nur eine Antwort: „Ich weiß es nicht."

Achtung! Der schmerzliche Verlust, den Linda auf sich zukommen sah, wurde von der Suche nach einem zweifelsfreien Glauben verdrängt, die dem zuvor akzeptierten Nicht-wissen-Können entgegenwirkte.

3.4 Keinen Mist bauen

Diese Falle dreht sich um ein ähnliches Thema – das Bedürfnis nach der Gewissheit, ja nichts falsch zu machen, keinen Mist zu bauen und weniger als erwartet oder erfordert zu leisten. Sie kommt vor allem am Arbeitsplatz oder in Beziehungen vor, wo es um Leistung geht und eine Fehlentscheidung peinlich ist, bereut wird oder Kosten verursacht. Ihre Unterarten lauten: *Perfektionismus, richtig entscheiden* und *Eltern unter Leistungsdruck.*

Perfektionismus

Da die Berufstätigkeit viele Funktionen erfüllt, bereitet sie vielen Menschen verständlicherweise Stress. Sich Gedanken über begangene Fehler, Projektplanung und bevorstehende Leistungsbewertungen zu machen ist normal. Wer jedoch nicht anders kann, als sich ständig um die Arbeit zu sorgen, sich immer zu vergewissern oder nachzukontrollieren, überschreitet eine Grenze. Es folgen einige Beispiele für Menschen, die in diese Falle geraten sind.

Beispiel 1: „Ich überprüfe ständig meine Arbeit: Ich muss so perfekt wie möglich sein."

Jane ist Abteilungsleiterin einer Hightechfirma, verheiratet, ohne Kinder. Seit eh und je investiert sie viel Zeit in die Arbeit — so viel, dass ihr Mann sich darüber ärgert. Sie kommt auch nur langsam voran, weil sie alles doppelt überprüft, obwohl sie sich der Qualität ihrer Leistung, wie sie zugibt, „fast sicher" ist. „Mein Ziel ist, der Perfektion so nahe wie möglich zu kommen. Daher bin ich ständig am Kontrollieren – man weiß ja nie, ob nicht doch noch ein Fehler auftaucht."

Aufgrund ihrer hervorragenden Leistung wurde Jane befördert und bekam infolgedessen noch mehr zu tun. Sie fühlte sich zunehmend überfordert und verunsichert. Um dieses Problem zu lösen, blieb sie nicht nur länger im Büro, sondern nahm sich außerdem noch Arbeit mit nach Hause, und das nicht zu wenig. Sie schlief schlechter. Um „Arbeit nachzuholen", sagte sie einen schon seit Langem geplanten Urlaub mit ihrem Mann ab. Er ärgerte sich so, dass er inzwischen von Trennung spricht, „bevor wir eine Entscheidung fürs Leben treffen und Kinder bekommen". Dieser Schrecken hat Folgen für Janes Arbeit: Sie ist nun noch nervöser. Ihre Leistung ist stark abgesunken und ein Vorgesetzter hat Zweifel daran geäußert, ob der neue Job „wirklich für sie passt".

Achtung! Jane hat sich „Perfektion" als erstrebenswertes Ziel auf die Fahnen geschrieben, was natürlich unerreichbar ist und letztendlich für sie nach hinten losging. So kann das Nachkontrollieren ausgerechnet die Leistung behindern, die sie eigentlich gewährleisten soll.

Beziehungen – zu Freund*innen, Verwandten, Partner*innen oder sogar Unbekannten sind für die meisten Menschen sehr wichtig und können emotional aufgeladen sein. Man möchte einen guten Eindruck hinterlassen, zuckt zusammen, wenn man sich danebenbenimmt, und bemüht sich um eine liebevolle Beziehung zu denen, die einem am Herzen liegen. Doch manchmal treibt dieses normale Bedürfnis nach Sicherheit im sozialen Umfeld wilde Blüten und verkehrt sich in ein Streben nach Perfektion, damit auch ja keine Zweifel aufkommen an der eigenen Person und am Urteil der anderen. Und das ist das ideale Umfeld für die Perfektionismusfalle.

Beispiel 2: „Wer will sich schon mit einem Volltrottel wie mir verabreden?!"

Dominic, 37, ist Single und kinderlos. In seiner Familie ist er der Erste mit einem Studienabschluss, und nun arbeitet er als Buchhalter in einer Steuerberatungskanzlei. Allein der Gedanke an peinliche, demütigende und beschämende Situationen ist ihm unerträglich. Er ist extrem selbstkritisch und meidet beinahe jeden sozialen Kontakt, außer über digitale Medien, wo er alles mindestens dreimal korrigiert, bevor er es abschickt. Er sucht im Internet nach einer Freundin, schwitzt jedoch schon bei der Erstellung seines Profils Blut und Wasser. Jedes Mal, wenn er sich die Profile anderer User anschaut, verändert er es. An ein Treffen ist erst recht nicht zu denken. Ein einziges Mal hat er sich zum Kaffee verabredet, dann aber so lange überlegt, was er anziehen sollte, dass er zu spät kam und die Frau schon weg war. Er entwirft Einstiegsdialoge und übt sie vor dem Spiegel. Dennoch ist er nie sicher genug, um tatsächlich jemanden anzusprechen. Seine Kollegin spricht ihm Mut zu, er sei ein „guter Fang", aber sein Bangemacher schätzt das Risiko der totalen Demütigung als zu hoch ein.

Achtung! Für ein perfektes Sozialleben plant Dominic sicherheitshalber alles ganz genau durch. Das lähmt ihn.

Der Bangemacher and Vermeintliche Beruhigung können selbst triviale Entscheidungen zu einem Riesending machen, sodass etwas so Simples, wie dem Au-pair-Mädchen Anweisungen zu erteilen, von inakzeptabler Ungewissheit und den schlimmsten Befürchtungen überfrachtet wird. Achten Sie darauf, wie die Interaktion der beiden Stimmen die Perfektionismusfalle hervorbringt.

Der Bangemacher: Was soll ich machen? Ich bin total angewiesen auf mein Au-pair-Mädchen. Ich habe sie gebeten, den Kindern keine Schokolade zu geben, und was finde ich im Abfalleimer? Schokoladenpapier. Das letzte Mal, als ich sie wegen einer Sache zur Rede gestellt habe, hätte sie beinahe gekündigt.

VERMEINTLICHE BERUHIGUNG: Vielleicht war die Schokolade ja gar nicht für die Kinder, sondern für sie selbst. Sag lieber nichts. Warte mal – woher weißt du eigentlich, dass sie beim letzten Mal beinahe gekündigt hätte?

DER BANGEMACHER: Weil sie am nächsten Tag irgendwie schlechte Laune hatte. Erinnerst du dich, wegen der Sache mit der Badewanne schien sie ja ganz schön wütend zu sein.

VERMEINTLICHE BERUHIGUNG: Gesagt hat sie aber nichts. Vielleicht war sie weniger wütend, als du denkst.

DER BANGEMACHER: Glaubst du, ich sollte sie um Entschuldigung bitten?

VERMEINTLICHE BERUHIGUNG: Hast du doch schon. Zweimal sogar. Sie sagte, „Kein Problem", und fing an, die Badewanne zu schrubben. Wahrscheinlich macht es ihr gar nichts aus, wenn du sie nach der Schokolade fragst.

DER BANGEMACHER: Kommt nicht infrage! Bestimmt sagt sie mir aus Höflichkeit nicht die Wahrheit. Ich weiß einfach nicht, wie man richtig kommuniziert.

VERMEINTLICHE BERUHIGUNG: Warum schreibst du dir nicht ein paar Formulierungen auf, merkst sie dir und sprichst dann mit ihr? Sie ist eigentlich ganz nett und die Kinder mögen sie.

DER BANGEMACHER: Zu riskant. Ohne sie komme ich nicht zurecht. Ich glaube, ich werde gar nichts sagen.

VERMEINTLICHE BERUHIGUNG: Wie wär's, wenn du ihr mehr zahlst und es dann sehr vorsichtig ansprichst?

DER BANGEMACHER: Jetzt werde ich vor lauter Überlegungen, wie ich damit umgehe, die ganze Nacht kein Auge zumachen.

Achtung! Der Kontakt mit anderen Menschen – und ist er auch noch so kurz – kann überwältigende Ängste verursachen, da man nie weiß, worauf er hinausläuft. Kein Vorschlag von Vermeintliche Beruhigung ist gut genug, weil sie dem Bangemacher nicht versichern kann, dass das Aupair-Mädchen nicht kündigen wird. Hier ist Stimme der Vernunft gefragt und ihr Rat, das Risiko einzugehen und die Möglichkeit einer schwierigen oder gar irreparablen Gesprächswendung in Kauf zu nehmen. Einen anderen Weg aus der Falle gibt es nicht.

Richtig entscheiden

Diese Falle charakterisiert sich durch übertriebene Recherchen, Pläne und Meinungsumfragen bei Dingen, die von unterschiedlichster Wichtigkeit sind. Auf einer Skala liegen sie zwischen einem kleineren Einkauf oder der besten Route bis hin zu einer größeren Anschaffung (eines Autos oder Hauses) oder der Frage, ob man jemanden heiraten soll. Manche sagen dazu Entscheidungsphobie.

Im folgenden Beispiel lernen wir jemanden kennen, der so fest in der Falle steckt, dass er weder vor noch zurück kann.

Beispiel 1: „Allein kriege ich nichts hin."

Akira, 38, arbeitet im Vertrieb. Obwohl er genug verdient, findet er sich selbst nicht erfolgreich. Wann immer er etwas allein tun muss, erstarrt er regelrecht, vor lauter Angst, etwas Falsches zu sagen oder zu tun und dadurch Umsatz zu verlieren. Dann kann er nicht mehr klar denken, zieht sich zurück und erhofft sich Zuspruch von anderen. Vor jedem Schritt fragt er seine Vorgesetzte und seine Kolleg*innen, ob das „so okay" sei, und diese sind es langsam leid.

Immer wieder nimmt er freiwillig an Weiterbildungen teil. Aber keine gibt ihm die Selbstsicherheit, bei seiner Arbeit die Initiative zu ergreifen. Er hat Angst, es sich wegen seiner Fragerei mit den anderen zu verderben, also protestiert er nicht, wenn er Aufgaben „der untersten Schublade" zugewiesen bekommt. Weil er sich ohne unmittelbares positives Feedback nichts zutraut, tätigt er keine Verkaufsanrufe mehr und kommuniziert stattdessen über E-Mail und soziale Medien und versucht, sich mit anderen Vertriebsmitarbeiter*innen zusammenzutun.

Achtung! Akira glaubt, das Problem sei mangelndes Selbstvertrauen, dabei liegt es vielmehr an seiner Ungewissheitsintoleranz. All seine Bitten um Rückbestätigung zur Angstvermeidung gehen nach hinten los.

Beispiel 2: „Es war doch richtig, mit ihm Schluss zu machen, oder?"

Shanika pflegt lebhaft Kontakt zu Verwandten, alten Bekannten und Exkolleg*innen über Facebook. Doch vor Kurzem hat sie sich dort Probleme eingehandelt. Vor drei Jahren trennte sie sich von ihrem Freund: Er war rücksichtslos, trank zu viel und außerdem wollte er im Gegensatz zu ihr keine Kinder. Also entfreundete sie ihn und löschte all seine Kontaktinformationen. Sie war sich sicher, dass das richtig war, und freute sich, das Ganze hinter sich zu lassen.

Eines Abends ging sie aus reiner Neugier doch wieder auf seine Facebookseite. Und da war dieses Foto von ihm mit einer hübschen Frau im Arm, die ein kleines Kind auf dem Schoß hatte. Shanika war außer sich. Sie suchte das Internet nach dieser Frau ab, um mehr über sie in Erfahrung zu bringen. Die Suche ließ sie nicht mehr los, sie verbrachte Stunden damit, las alles, was sie in die Finger kriegen konnte, und zerbrach sich immer stärker den Kopf, ob sie sich vielleicht geirrt hatte, als sie mit ihm Schluss machte. Noch heute muss sie ständig an ihn denken. War die Trennung ein schrecklicher Fehler? Waren ihre Gründe dafür berechtigt? Sie möchte den Beweis, dass sie keinen Mist gebaut hat. Sie schämt sich, weil sie ihm nachstellt, und hat versucht, damit aufzuhören, aber es ist halt so einfach, mal eben nachzuschauen.

Achtung! Shanika kann der Versuchung nicht widerstehen, ihren Ex über das Internet zu suchen, obwohl sie beinahe alles, was sie über ihn findet, furchtbar aufregt. Doch nicht genau über seinen weiteren Lebensverlauf Bescheid zu wissen ist unangenehmer, als etwas Unangenehmes zu erfahren. Shanika will zweifelsfrei wissen, ob sie einen Fehler gemacht hat oder nicht. Sie möchte ihren Frieden und verstrickt sich stattdessen immer weiter in die Sucherei.

Manchmal führt das Bedürfnis nach der richtigen Entscheidung dazu, dass man selbst bei normalen, alltäglichen oder sogar trivialen Dingen nicht zu Potte kommt.

Beispiel 3: „Für meine Enkelkinder möchte ich nur das Beste."

Candy, 71, eine liebevolle Großmutter, möchte immer sichergehen, dass sie ihren Enkelinnen genau das Richtige schenkt. Auf der Suche nach Weihnachtskarten fuhr sie nach Manhattan zu einem Edelladen mit umfangreichem Sortiment. Vieles gefiel ihr, doch „die perfekte Karte" fand sie nicht. Nach einer verschwendeten Stunde beschloss sie frustriert, ein kleines Fachgeschäft mit einer weniger verwirrenden Auswahl aufzusuchen. Sie schaute sich drei oder vier Dutzend Karten an. Die Verkäuferin wollte sie beraten und machte sie damit so nervös, dass Candy eine Entschuldigung von wegen Parkuhr murmelte und davonrannte, ohne etwas gekauft zu haben. Die fehlende Karte würde sie mit den „perfekten Weihnachtsgeschenken" wieder gutmachen, sagte sie sich.

Candys Entscheidungsprobleme sind allumfassend. Als ihre erwachsenen Kinder sie besuchen kamen, mussten sie auf dem Sofa schlafen, weil das Gästezimmerbett keine Matratze hatte: Sie hatte sich für keine entscheiden können. Auch die Auswahl von Kleidung fällt ihr immer schwer und wegen ihrer Unentschlossenheit kommt sie häufig zu spät. Ihre Familienangehörigen nehmen ihre Unfähigkeit zwar in Kauf, ärgern sich aber gleichzeitig darüber.

Achtung! Candys Bedürfnis, genau das Richtige zu kaufen läuft häufig auf gar keine Entscheidung hinaus. Wenn sie nicht das Beste findet, kauft sie lieber gar nichts.

Beispiel 4: „Ich möchte diesen Mann heiraten, kann mich aber einfach nicht festlegen."

Jacqueline, 36, ist seit acht Jahren mit Stan verlobt und wohnt mit ihm zusammen. Sie hat immer noch ihr eigenes Apartment, obwohl sie sich dort höchst selten aufhält. Er redet ihr zu, es zu kündigen, aber sie bringt es nicht über sich. Wie er möchte auch sie Kinder. Überzeugen kann er sie jedoch nicht davon. Es ist immer dasselbe: Erst ist sie einverstanden, dann kommen ihr Zweifel, sie zieht ihre Zusage wieder zurück und weint tagelang. Das Eheversprechen gelte fürs Leben, findet sie, also müsse sie sich absolut sicher sein, dass sie später nicht doch einen anderen vorzieht und ihre Entscheidung bereut.

Männer, die sie auch nur einen Moment lang attraktiv findet – etwa Fernsehstars –, vergleicht sie mit Stan. Ärgert sie sich über ihn, geht sie in Gedanken eine Liste mit seinen positiven Eigenschaften durch. Häufig fragt sie ihre Mutter und ihre beste Freundin um Rat, doch ohne Erfolg.

All das Überlegen, Auswerten und Vergleichen führt zu nichts – und ihre biologische Uhr tickt. Die Niedergeschlagenheit angesichts ihrer Unentschiedenheit versteht sie als Omen, dass Stan nicht der Richtige ist. Dann quält sie sich (und manchmal auch ihn) mit dem Gedanken an eine Trennung, damit beide nach einer neuen Beziehung suchen können.

Achtung! Jacqueline kann noch so viel nachdenken, Listen mit Vor- und Nachteilen aufstellen, vergleichen und Meinungen einholen – sie bekommt keinen absoluten Beweis, dass sie den Mann fürs Leben gefunden hat. Wenn sie heiraten will, muss sie die Restzweifel aushalten, sich ein Herz fassen und vertrauensvoll Ja sagen.

Eltern unter Leistungsdruck

Gute Eltern sein zu wollen erscheint auf den ersten Blick ziemlich normal. Doch mit einer Unsicherheitsintoleranz ist das Unterfangen, Kinder aufzuziehen, sie zu behüten und zu lenken, viel zu abschreckend, weil man perfekt darin sein muss. Wer in diese Falle gerät, will sichergehen, dass die Kinder niemals unglücklich, krank oder enttäuscht sind, dass sie auf gar keinen Fall Pech haben, ungerecht behandelt werden oder die falsche Entscheidung treffen. Mit ihrem Wunsch nach einer gewissen Zukunft sitzen unter Leistungsdruck stehende Eltern nicht selten zusätzlich in der Falle lebenslanger Garantien. Im Extremfall kann das bei den Kindern überfürsorglicher „Helikoptereltern" Entwicklungsstörungen verursachen, beispielsweise hinsichtlich der emotionalen Belastbarkeit, und zum Zerwürfnis führen.

Beispiel 1: „Ich habe die Verantwortung, gut für meine Kinder zu sorgen."

Claire, 53, beschreibt sich als „Fußballmutter". Sie lebt ganz für das Wohl ihrer drei Kinder, die entweder schon ausgezogen sind oder kurz davor stehen. Sie haben stets nur die besten Lehrer*innen gehabt. Da Claire der Bus nicht sicher genug schien, hat sie sie überallhin kutschiert und für ihren Fußball spielenden Sohn auch weite Strecken in Kauf genommen. Für den Fall, dass die Lieblingsschuhe der Kinder nicht mehr hergestellt würden, pflegte sie ihnen – obwohl sie dagegen protestierten – gleich drei Paare zu kaufen. Jeden Tag ging sie ihre Hausaufgaben durch und machte sie sogar manchmal für sie. Mit zehn schenkte sie Handys, damit sie ihrer Mutter regelmäßig eine SMS schicken konnten – zur Sicherheit.

Mit wachsender Unabhängigkeit der Kinder wachsen auch Claires Sorgen. So grübelt sie auch heute noch stundenlang darüber nach, wie sie sie beschützen kann. Kommt eine Tochter, die in der Nähe wohnt, morgens nicht aus dem Bett, weckt sie sie per Anruf oder in Person. Mit ihrer Einmischung verärgert sie alle drei zunehmend. Der Älteste hasst ihre unablässige Fragerei. Die jüngere Tochter, die unter einer Angststörung leidet, meinte einmal zu ihr: „Du sagst, du willst nur sichergehen, dass es mir gut geht, aber damit setzt du mich unter Druck, und das macht mich dann noch nervöser." An diesem Punkt entschied sich Claire für eine Therapie. Sie sagt, sie könne es nicht aushalten, „die Sorge, die Angst, das Gefühl, dass jeden Moment alles in sich zusammenbrechen könnte, und es ist an mir, das zu verhindern."

Achtung! Egal wie sehr sich Claire um das Glück und die Sicherheit ihrer Kinder bemüht – die Sorge hört nicht auf. Sie möchte sich um sie kümmern, damit es ihnen auch wirklich gut geht, aber es ist nie genug. Sie fühlt sich dafür verantwortlich, alle Gefahren zu beseitigen, und das ist schier unmöglich.

Im nächsten Beispiel nutzt ein Vater alle technischen Möglichkeiten zur übertrieben strengen Überwachung seiner Kinder und vergrault sie dadurch.

Beispiel 2: „Ich möchte meine Kinder beschützen, aber sie lassen mich nicht."

Sam, 48, ist im IT-Bereich tätig und Vater zweier Teenager. Da die Mutter als Krankenschwester im Schichtdienst arbeitet, hat Sam sich immer aktiv um die Kinder gekümmert, sie überall hingebracht, ihre Hausaufgaben beaufsichtigt und oft auch für sie gekocht. Er hat sich ihnen immer nahe gefühlt und ist stolz auf ihre Erfolge in der Schule und im Sport. Ihre zunehmende Unabhängigkeit ist eine Herausforderung für ihn. Seine Frau, findet er, gehe mit den Gefahren, denen junge Leute heutzutage ausgesetzt sind, zu lasch um. Sie wiederum nennt ihn einen Angsthasen und einen aufdringlichen Kontrollfreak.

Als die Söhne noch klein waren, hat er den Fernseher, die Computer und Telefone mit Kindersicherungen ausgestattet und später dann GPS-Sender an ihre Handys und Autos montiert. Dadurch weiß er immer, wo sie sich gerade befinden und was sie tun. Wenn sie erzählen, sie seien im Kino gewesen, fragt er nach der Handlung des Films, um sich zu vergewissern, dass sie die Wahrheit sagen. Er erkundigt sich bei ihren Coachs über sie. Dies empfinden sie als Einengung und Misstrauen. Es ist ihnen peinlich, wie er sie vor Freund*innen und Lehrer*innen behandelt. Inzwischen „vergessen" sie ihr Handy im Auto, besuchen verbotene Websites auf dem Computer anderer Leute und weichen den Fragen ihres Vaters aus. Letztens hat sich der eine Sohn aus dem Haus geschlichen und sich heimlich mit einem Freund getroffen, den Sam nicht gutheißt. Der andere ist mit einem gefälschten Ausweis in einen Club gegangen. Die Mutter, die zum Teil eingeweiht ist, möchte ihre Kinder einerseits in ihrer Unabhängigkeit unterstützen, andererseits aber auch keinen Familienstreit provozieren.

Achtung! Sams Beschützerdrang und seine Intoleranz gegenüber jedwedem Zweifel an der Sicherheit seiner Söhne haben tatsächlich dazu geführt, dass seine Familie ihn belügt. Natürlich ist all die Kontrolle kontraproduktiv: Sie verschafft weder dem Vater Gewissheit noch den Kindern Sicherheit. So überlappt sich die Falle der unter Leistungsdruck stehenden Eltern mit den Fallen der lebenslangen Garantie.

3.5 Mehr darüber, wie Sie Ihre persönliche Falle erkennen

Es kann also gut sein, dass Sie in mehr als einer Falle gefangen sind. Außerdem ist unsere Liste nicht vollständig. Möglicherweise sind die Dinge, bei denen Sie sich vergewissern oder die Sie zwanghaft nachkontrollieren, hier nicht ausdrücklich erwähnt. Aber ganz unabhängig davon, welcher Art sie ist, funktioniert die eine Falle wie die andere. Jede wird von denselben Mechanismen angetrieben, mit denen Sie nach vollkommener Gewissheit streben. Und diese Bestrebungen sind allesamt nutzlos.

Das Wichtigste ist, sich nicht vom Inhalt der Vergewisserungsfalle verlocken zu lassen, weil er, je nachdem worauf Sie besonders sensibel reagieren, sehr unterschiedlich sein kann. *Das Problem ist in der Tat nicht, worüber Sie sich Sorgen machen, egal wie wichtig, dringend oder beunruhigend es scheint. Das Problem ist die Art, wie Sie sich ihrer Ängste zu entledigen suchen.* Folglich finden Sie die persönliche Fallengattung nicht über das Thema heraus, sondern über das Gefühl und das Verhalten, das sie bei Ihnen auslöst. Jede Falle fühlt sich dringend an. Sie hält Sie beschäftigt und verlangt eine Reaktion von Ihnen, doch je mehr Sie sich vergewissern und nachkontrollieren, desto länger drehen sich Belastung und Erleichterung fortwährend im Kreis. Unerbittlich.

Es geht voran

In diesem Kapitel haben wir uns mit den vier Hauptgattungen der Vergewisserungsfalle und deren Unterarten befasst, die alle von dem Bedürfnis nach Gewissheit genährt werden. Wir hoffen, dass Sie nun besser verstehen, in welchen Fallen Sie sich befinden.

Im nächsten Kapitel tauchen wir tiefer in die Ungewissheit ein und beleuchten das Bedürfnis, „sich ganz sicher zu sein“. Wenn Sie die psychologischen und biologischen Mechanismen kennen, von denen dieses Bedürfnis gesteuert wird, verstehen Sie, warum es eine grundlegende Haltungsänderung braucht, um sich von dem zwanghaften Verlangen nach Gewissheit und Rückbestätigung zu verabschieden.

4. „Bist du dir sicher?“ – Psychologie und Biologie der Ungewissheit

Dieses Buch handelt vom Streben nach Gewissheit, wo es keine gibt. In diesem Kapitel werden wir erklären, was „Gewissheit“ eigentlich ist, wann Zweifel unerträglich werden und warum Ungewissheit in manchen Lebensbereichen unproblematisch ist und in anderen nicht. Des Weiteren werden wir auf die biologischen Hintergründe eingehen sowie auf die psychologischen Faktoren, die die Wahrnehmung von Gefahr beeinflussen.

4.1 Gewissheit ist ein Gefühl, keine Tatsache

Hat Ihr Auto (falls Sie eins haben) gerade einen Platten? Nein? Und woher wollen Sie das so genau wissen? Weil die Reifen das letzte Mal, als Sie sie gesehen haben, noch in Ordnung waren? Haben Sie sie sorgfältig überprüft? Haben Sie nach dem letzten Einparken nachgeschaut, und können Sie sich jetzt ganz sicher daran erinnern? Können Sie mit Bestimmtheit behaupten, dass den Reifen seitdem nichts passiert ist? Jetzt merken Sie es: Sie *glauben, sich sicher zu sein. Sicher wissen* tun Sie es jedoch nicht.

Haben Sie jetzt das dringende Bedürfnis, die Reifen Ihres Autos zu checken??

Sind Ihre Kinder (falls Sie welche haben) gerade nicht zu Hause? Ja? Wissen Sie, wo sie sind? Woher? Von der letzten SMS? Ist die nicht schon eine Weile her? Und wenn Ihre Kinder zu Hause sind – woher wissen Sie, dass sie brav in ihren Betten liegen und friedlich schlafen und nicht etwa ausgebüxt sind oder gar aufgehört haben zu atmen? Sie sind sich plötzlich nicht mehr so sicher? Falls Sie nachgeschaut haben, dann haben Sie sich gerade vergewissert. Falls nicht, kommen Sie besser mit Ungewissheit zurecht, als Sie vielleicht meinen, auch bei wichtigen Dingen. Weil Sie nicht wirklich wissen können, dass Ihre Kinder in diesem Moment in Sicherheit sind. Sie haben zwar das *Gefühl,* aber wissen tun Sie es eigentlich nicht.

Tatsächlich kann es immer anders kommen, als man denkt. Täglich erfahren wir von Unglücksfällen, die uns genauso zustoßen könnten, selbst wenn das noch so weit hergeholt oder unwahrscheinlich anmutet. Und hier liegt wieder der Hund begraben: Gewissheit ist keine Tatsache, sondern ein Gefühl.

Das zeigt sich auch in der Sprache, wenn wir sagen: „Ich bin mir *so gut wie* sicher“ oder „Ich *glaube* schon.“ Wenn wir also meinen, Gewissheit zu haben, ist das nur *so gut wie gewiss*. Wir fühlen uns wohl genug, um handeln zu können, als hätten wir Gewissheit. Als könnten wir der Zukunft unbeschwert entgegensehen. Es ist das Gefühl der Zuversicht. Eine Art Vertrauensvorschuss. Wir verlassen uns irgendwie darauf, dass die Welt auf eine gewisse Weise funktioniert, *obwohl jederzeit etwas Unvorhergesehenes eintreten kann*.

Ich rufe meine Freundin an und schlage vor: „Lass uns zu Mittag auf einen Kaffee treffen.“ Ich sage nicht: „Falls ich keinen Schlaganfall oder Herzinfarkt bekomme oder beim Überqueren der Straße von einem Auto angefahren werde.“ Das sind alles Möglichkeiten, ziemlich unwahrscheinliche, aber nicht völlig ausgeschlossene. Ich lebe, als gäbe es sie nicht. Selbst wer „so Gott will“ oder „dreimal auf Holz geklopft“ hinzufügt, tut das in dem Gefühl, genug Gewissheit zu haben. Doch wenn wir darüber nachdenken, ist uns klar: Sicher wissen wir es nicht.

Die meiste Zeit haben wir kein Problem damit. Wir stellen das Auto nicht vor jeder Fahrt auf eine Hebebühne und lassen Bremsen, Getriebe und Lenkung fachgerecht kontrollieren. Wir gehen einfach davon aus, dass sein Zustand *gut genug* ist. Und uns geht es auch *gut* – meistens jedenfalls haben wir diese Gewissheit.

Doch in manchen Situationen – je nach individueller Gattung der Vergewisserungsfalle – löst ein Gedanke oder eine Angst ein starkes Gefühl der *Un*gewissheit aus. Etwa wenn Sie an der Ampel einer verkehrsreichen Kreuzung stehen und sich plötzlich vorstellen, wie Sie einfach über Rot fahren (aufdringlicher aggressiver Gedanke), oder wenn Sie nach ein paar Tagen mit Halsschmerzen daran denken, an Krebs zu sterben (garantierte Gesundheit), oder wenn Ihnen der Gedanke durch den Kopf schießt, den Herd angelassen und einen Brand verursacht zu haben (immer schön aufpassen). Dann können Sie an nichts anderes mehr denken als an die Möglichkeit, sich zu irren, sich falsch zu verhalten oder sich in Gefahr zu bringen.

Ist Ihnen vielleicht gerade der Gedanke „Und was ist, wenn …?“ gekommen? Oder haben Sie etwas gehört, dass jemand anderem passiert ist, oder etwas im Internet gelesen? Oder ist Ihnen aus heiterem Himmel eine komische oder moralisch nicht ganz einwandfreie Idee gekommen? Und sind Sie nun beunruhigt? Plötzlich haben Sie Angst und suchen nach Erleichterung; sie wollen sich sicher sein, dass nichts Schlimmes passiert. Sie wollen Gewissheit, und zwar *sofort*. Und schon sind Sie in die Vergewisserungsfalle gerutscht.

Infolgedessen lernt Ihr Gehirn, auf die Ungewissheit bestimmter Situationen überempfindlicher als sonst zu reagieren, anders als in Situationen, in denen Sie sich *sicher genug* fühlen.

4.2 Die Vergewisserungsfalle und Sensibilisierung

Mit dem Begriff „Sensibilisierung“ beschreiben wir eine unfreiwillige, automatische und übertriebene Angstreaktion auf etwas, auf das man normalerweise nicht so anspricht. Das heißt: Das Alarmsystem wird von etwas Ungefährlichem aktiviert. Meistens erfolgt die Sensibilisierung nur für einige Arten der Ungewissheit, während andere unproblematisch bleiben. Deshalb gibt es unendlich viele Vergewisserungsfallen – jede entspricht einer bestimmten Überempfindlichkeit.

Mit der Zeit bilden sich Kategorien, welche Formen der Ungewissheit als völlig normal und welche als Bedrohung eingestuft werden, also „problematisch“ sind. Erlebnisse der zweiten Kategorie mutieren zu Auslösern der Vergewisserungsfalle und haben, wie bereits erklärt, häufig mit Sicherheit, Moral, Beziehungen und unbeantwortbaren Fragen zu tun, etwa was die Zukunft bringt, oder komplexeren Themen wie der Identität, dem Glauben oder der Motivation. Was man als gesichert *empfindet*, stellt man normalerweise nicht infrage, und doch erscheint es plötzlich superwichtig, notwendig und dringend, sich diesbezüglich Gewissheit zu verschaffen. Als ob es Fakten mit hundertprozentiger Garantie gäbe (und man sie nur in Erfahrung bringen müsste). Das ist die Illusion, dass Gewissheit notwendig und möglich ist. Wenn Sie an diesem Punkt anfangen, nach Gewissheit zu suchen, und wenn Sie dabeibleiben, befinden Sie sich auf direktem Weg in die Vergewisserungsfalle.

Fakt ist: Gewissheit ist keine Tatsache, sondern ein Gefühl. Sie ist weder möglich noch notwendig.

4.3 Das Gehirn stellt Ungewissheit als gefährlich dar

Dass Gewissheit so wichtig und Ungewissheit so unerträglich erscheint, hat einen realen neurologischen Grund. Lassen Sie uns das näher erläutern.

Mitunter aktivieren bestimmte „Wenn-aber-Fragen“ das Gehirnareal mit der Alarmreaktion. Vielleicht kennen Sie es schon: Es ist die Amygdala. Sie bewirkt die Angriffs-, Flucht- oder Erstarrungsreaktion, bei der das gesamte autonome Erregungssystem körperlich und geistig auf den Umgang mit realen Gefahren vorbereitet: Kämpfe um dein Leben, lauf weg oder stell dich tot und hoffe darauf, dass du nicht gesehen wirst! Dabei macht der Körper, zumindest am Anfang, keinen Unterschied, ob es sich um einen tatsächlichen Notfall oder einen blinden Alarm handelt, und schüttet in jedem Fall eine Flut chemischer Substanzen aus. Das ist so vorprogrammiert.

Abbildung 4 zeigt die Aktivierung der Amygdala und damit auch die automatische Alarmreaktion durch „Wenn-aber-Gedanken".

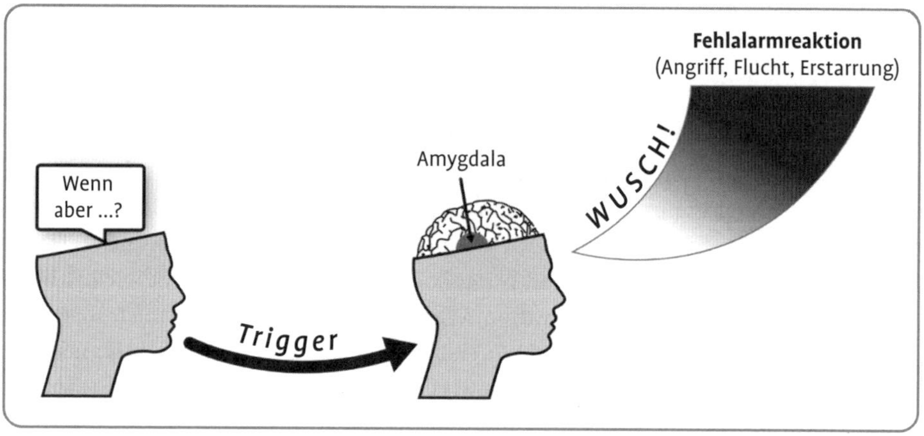

Abbildung 4: Die Alarmreaktion

Uns geht es hier in erster Linie um die psychischen Auswirkungen der Alarmreaktion. Was Sie dabei erleben, ist ein Gefühlsschwall, der Sie in einen anderen Bewusstseinszustand versetzt, nämlich in das sogenannte *Angstdenken.*

4.4 Angstdenken

Angstdenken hat einen gravierenden Einfluss darauf, wie man Ungewissheit einschätzt und aushält. Es provoziert vier wesentliche Wahrnehmungsänderungen:

1. Kein Risiko ist vernünftig.
2. Denken und Handeln sind eins.
3. Sorgen bohren sich fest.
4. Die Welt ist gefährlich.

Erstens verursacht das Angstdenken eine drastische Veränderung der *Risikowahrnehmung.* Selbst bei Ereignissen mit einer Wahrscheinlichkeit von unter 0,01 Prozent (sprich eins zu tausend!) denkt man unablässig: „Na gut, aber was ist, wenn es trotzdem passiert? Ich muss mir doch sicher sein, dass nicht. Nun sag es schon! Bitte!" Die Vorstellung eines vernünftigen oder erträglichen Risikos löst sich einfach in Luft auf.

Stellen Sie sich das wie bei einer Wette vor, mit *Chancen* und *Einsätzen*. Nur hier wird die Chance – d. h. die Wahrscheinlichkeit – durch den Einsatz – d. h. die Folgen des Ereignisses – ersetzt. Erscheint etwas sehr unwahrscheinlich (dass Sie aus Versehen Putzmittel über das Müsli Ihres Kindes gießen) und ist das, was auf dem Spiel steht jedoch riesig groß (dass Ihr Kind Ihretwegen an einer Vergiftung stirbt), dann lässt Ihr Angstdenken Sie nur noch den schrecklichen Einsatz sehen, statt der absurd geringen Chance für die Verwechslung von Milch und Putzmittel. Infolgedessen bemühen Sie sich noch stärker um Sicherheit. Die befürchteten Folgen sind vom Gefühl her so gravierend, dass die Wahrscheinlichkeit – mag sie auch noch so winzig sein – unwichtig wird.

Fakt ist: Durch Angstdenken fühlt sich das Befürchtete weitaus wichtiger an als die Wahrscheinlichkeit seines Eintreffens.

Zweitens verwischt Angst die Grenzen zwischen Denken und Handeln. In einem relativ entspannten Zustand kann man klar zwischen beiden unterscheiden. In Gedanken kann man sich getrost und für die Realität folgenlos alles Mögliche vorstellen, einen Streit, eine Affäre, eine aggressive Bemerkung, eine Kündigung mit dramatischem Abgang – ohne es auch nur ansatzweise in die Tat umzusetzen. Es ist eine Methode, das Verhalten probehalber im Geiste durchzuspielen.

Doch das Angstdenken funkt dazwischen. Aufgrund der unscharfen Unterscheidung zwischen Denken und Handeln ist es der Gefahrengedanke selbst, der als gefährlich empfunden wird. Wenn Sie also denken, dass Sie vom Balkon springen könnten, fühlt sich das an, als würden Sie genau das *tun*. Dies veranlasst Sie dazu, besonders gut aufzupassen, und so nehmen Sie den sorgenvollen Gedanken als gefährlich wahr. Dieses Gefühl schreit nach dringender Vergewisserung. Doch die ist in Ermangelung einer absoluten Garantie unproduktiv. Sie versuchen, sich selbst zu bestärken: „Ich bin weder verrückt noch selbstmordgefährdet.“ Dann kommen Zweifel auf: „Woher weiß ich das so genau?“ Oder Sie versuchen, sich die Bestärkung von außen zu holen: „Dieses Gitter ist zu hoch, ich komme da nicht drüber.“ Aber schon meldet sich ein Widerspruch: „Wie wacklig das ist. Ich brauche nur leicht dagegenzudrücken und es gibt nach.“ Und damit bestärken Sie die Vergewisserungsfalle. Angstdenken macht aus einem Gedanken ein scheinbar gefährliches Problem.

Fakt ist: Angstdenken macht aus bloßen Gedanken scheinbar gefährliche Probleme.

Drittens sorgt Angstdenken dafür, dass „Wenn-aber-Sorgen“ über negative Möglichkeiten im Bewusstsein kleben bleiben wie an einem Fliegenfänger. Sich wiederholende

Gedanken bohren sich fest, werden immer ausgeklügelter und ziehen Aufmerksamkeit auf sich. Im Gegensatz zu den meisten anderen Gedanken, die kommen und gehen, verschwinden die sorgenvollen nicht von allein. Sie schreien nach Beschwichtigung. Dadurch dreht sich der Kreislauf weiter und verstärkt die Falle.

Gedankenkletten sind ein biologisches Phänomen mit einer genetischen Komponente. Das heißt, es gibt eine angeborene Veranlagung dafür. Falls also jemand in Ihrer Herkunftsfamilie darunter leidet, tun Sie das womöglich auch. Unter Stress oder Müdigkeit, kurz vor der Menstruation, während einer Erkältung oder einem Kater nimmt die unangenehm klebrige Enge im Kopf zu. Hunger, Einsamkeit oder Überarbeitung bei gleichzeitigem Schlafmangel können sie verschlimmern. An manchen Tagen ist es besser als an anderen, aber warum, ist nicht klar. Was auch immer die Ursache von Gedankenkletten ist – weil immer die gleichen wiederkommen und sich festbohren, wirken sie glaubhafter, wichtiger, dringender und aufmerksamkeitsheischender. Obwohl das natürlich eine Täuschung ist, verstärkt es den Wunsch nach Gewissheit in dem erfolglosen Bemühen, die Gedanken loszuwerden.

Und viertens führt Angstdenken dazu, dass die Welt als grundsätzlich gefährlich wahrgenommen wird. Die Fixierung auf die Möglichkeit von Unwägbarkeiten, Bedrohungen, Mängeln und Fehlern sowie auf die Unmöglichkeit, sich der eigenen Sicherheit *gewiss* zu sein, bewirkt eine Überwachsamkeit für Gefahren und ständiges vorsorgliches Ausschauhalten. Da Besorgnis, Wachsamkeit und das Sich-Vergewissern, dass alles in Ordnung ist, mit Sicherheit gleichgesetzt werden, fühlt sich Entspannung geradezu leichtsinnig an – als würde man seinen Wachposten im Stich lassen. Angstdenken kann so anstrengend sein!

Diese Wahrnehmungsveränderungen geschehen automatisch, egal ob sie sich unbewusst einschleichen oder sich direkt zeigen und auf sich aufmerksam machen. Der Grund dafür liegt auf der Hand, wenn Sie sich in Erinnerung rufen, wodurch das Angstdenken ausgelöst wird: Die Amygdala entdeckt eine Gefahr und schlägt Alarm, damit Sie mit Angriff, Flucht oder Erstarrung reagieren.

In Abbildung 5 können Sie sehen, wie ein Gedanke die Amygdala aktiviert, diese dann durch einen Fehlalarm Angstdenken bewirkt. All das ist Teil der Gehirnschaltkreise.

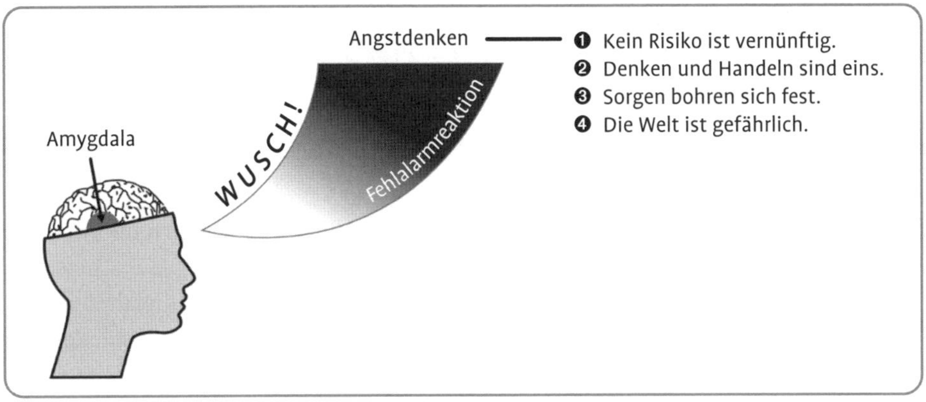

Abbildung 5: Die Fehlalarmreaktion

4.5 Die Amygdala und ihr Fehlalarm

Die Amygdala schlägt auf viele verschiedene Auslöser hin Alarm, und der erweist sich meistens als *falsch*. Tatsächlich ist die Tendenz zum Fehlalarm fester Bestandteil des Gehirnschaltkreises, und das aus gutem Grund.

Die Amygdala soll vor Gefahr bewahren. Ist sie echt, könnte das Gehirn schlimmstenfalls davon nichts mitkriegen und keinen Alarm schlagen. Dieses Versäumnis könnte großen Schaden anrichten oder sogar zum Tod führen. Daher hat die Evolution die Amygdala so eingestellt, dass sie schon beim zartesten Hauch einer Gefahr loströtet. Lieber schlägt die Amygdala hundert Mal Fehlalarm, als eine einzige echte Gefahr zu verpassen.

Zwar schützt diese Eigenschaft ganz hervorragend vor echten Gefahren, bedeutet aber gleichzeitig, dass Sie häufig reagieren, als befänden Sie sich in Gefahr, obwohl Sie in Sicherheit sind. In primitiveren Zeiten handelte es sich fast immer um äußere Bedrohungen – etwa ein Raubtier im Urwald.

In der modernen Welt sind potenzielle Bedrohungen bei Weitem vielfältiger und komplexer, wie etwa eine als Zurückweisung interpretierte Geste oder der Gedanke, auf der Arbeit einen Fehler begangen, sich daneben benommen oder sich riskant verhalten zu haben. Und da die Alarmfunktion der Amygdala leider nur ein- oder ausgeschaltet sein kann, fühlt sich der Alarm *immer gleich* an, egal ob er berechtigt oder unberechtigt ist.

Schlägt die Amygdala Alarm, ist das unbewusste Hirn am Werk. Das heißt: So sehr Sie sich auch bemühen und Ihren Willen anstrengen – es hilft nicht. (In den nachfolgenden

Kapiteln werden wir sehen, was Sie alles tun können, um anders auf den Fehlalarm zu *reagieren*, und das ist auch ein therapeutischer Prozess.)

> **Fakt ist:** In unserer modernen Welt sind die meisten Warnsignale der Amygdala *Fehlalarm*.

Auf bestimmte sorgenvolle Gedanken sensibilisiert, nimmt das Gehirn die Auslöser als etwas wahr, das es zu vermeiden gilt, und reagiert wie in einer Gefahrensituation. So verwandelt sich die Umwelt in einen Ort, von dem konstante Gefahr ausgeht: Dort *keine* Angst zu haben wäre falsch. Daher müssen Sie unbedingt wissen, dass Sie in Sicherheit sind und sich nicht verlaufen haben. Wie ein Junkie auf den nächsten Schuss gieren Sie nach Gewissheit.

4.6 Was Aufregung mit Angst zu tun hat

Dr. W. erinnert sich an einen Patienten, der sich ein aufregendes Fußballspiel im Fernsehen anschaute und dabei eine Panikattacke bekam. Der Mann war völlig durcheinander. Denn da war nichts, wovor er Angst zu haben brauchte. Was war passiert? Die Mannschaft, auf die er beim Toto getippt hatte, war kurz davor, ein Tor zu schießen, er sprang auf, sein Herz raste, er japste und keuchte. Als ihm das bewusst wurde, dachte er: „Huch! Was ist denn mit mir los?“ und geriet in Panik.

Die Aufregung war in Angst umgeschlagen. Der Mann hatte die Signale seines Körpers als gefährlich missverstanden. Er dachte, er bekäme einen Herzinfarkt. Mit den gleichen Symptomen war er schon mehrmals in der Notfallambulanz gewesen, wo man ihm jedes Mal mitteilte, es handle sich nur um Angst. Er war jedoch nie ganz sicher, ob er nicht doch an einer verdeckten Herzschwäche litt, und brauchte eine weitere Dosis Gewissheit.

Viele Menschen können nachempfinden, wie es ist, wenn Aufregung in Angst umschlägt und man sicher sein will, dass einem nichts passiert. Der Grund dafür ist eine physiologische Beziehung zwischen Aufregung und Angst. Die körperlichen Erregungszustände von Freude weisen eine frappierende Ähnlichkeit auf mit denen von Angst, Sorge oder eben der beunruhigenden Ungewissheit.

Mal angenommen, es klingelt an der Tür, Sie gehen hin, öffnen und da steht jemand mit gezückter Pistole und schreit: „Geld her oder ich schieße!“ Höchstwahrscheinlich reagieren Sie erschrocken: schneller Puls, erhöhter Blutdruck, Muskelzittern, Schweißausbruch – das ganze Programm. Eine Vollkatastrophe!

Und nun eine andere Version. Wieder klingelt es an der Tür, Sie öffnen, jemand steht da mit einem Brief und sagt: „Sie haben den Jackpot gewonnen!“ Vor lauter Freude sind Sie total aufgeregt, Ihr Herz rast, Ihr Blutdruck schnellt hoch, Sie zittern und brechen in Schweiß aus.

Läge Ihnen eine Aufzeichnung aller physiologischen Reaktionen beider Situationen vor, könnten Sie kaum unterscheiden, welche dem Raubüberfall und welche dem Lottogewinn zuzuordnen sind. So sehr gleichen sie sich. Ohne Kontext könnten Sie sie nicht unterscheiden. Starke Freude und Angst sind also sehr leicht verwechselbar. *Ob sich Erregung gut oder schlecht anfühlt ist Interpretationssache.*

Mit einer Veranlagung zu Angst gewöhnt man sich möglicherweise an, die physiologischen Empfindungen der Erregungszustände als Ankündigung von Angst zu interpretieren. So lösen schon kleinste Aufregungen (egal ob durch Streit, Sport oder Spaß hervorgerufen) Besorgnis oder sogar Panik aus und werden aus Furcht davor grundsätzlich vermieden. Das kann dazu führen, dass man sich davor hütet, sich zu sehr zu ereifern, sich zu begeistern, sich auf etwas zu freuen oder sich zu starke Hoffnungen zu machen. Tatsächlich gibt es in vielen Kulturen abergläubische Rituale, die darauf abzielen, „das Universum ins Gleichgewicht zu bringen“ oder die Strafe für Glück abzuwehren, als ob große Freude negative Gegenreaktionen auf sich ziehen würde. Erwähnt jemand ein positives Erlebnis oder äußert eine Hoffnung, folgt schnell der Spruch „kejn ajn horo“ (jiddisch: kein böser Blick), „Toi toi toi“, „So Gott will“ oder „Inschallah“.

4.7 Präzise Risikobewertung

Und woher soll man bitteschön wissen, was riskant ist und was nicht? Eine berechtigte Frage. In Wahrheit ist der Mensch nicht sehr gut im Einschätzen von Gefahr. Während so manches, was wir tun, für gemeinhin als hochriskant gilt, gibt es andererseits nichts, das *absolut* sicher wäre. Das meiste ist weder ungefährlich noch gefährlich, weder richtig noch falsch, weder gut noch schlecht, weder wunderbar noch furchtbar, sondern fällt in den einigermaßen subjektiven Bereich der Ungewissheit.

Der mit Abstand wichtigste Faktor in der Bestimmung von Risiko- und Komfortzonen ist die Häufigkeit der Wiederholung, d. h., je öfter wir etwas tun, desto sicherer und angenehmer fühlt es sich an. So kommt es, dass sogar Menschen mit einem objektiv risikoreichen Beruf – wie Feuerwehrleute oder Bauarbeiter*innen – sich an jedem beliebigen Tag als sicher und wohlbehalten empfinden. Und sie sind sich dessen *ausreichend gewiss* – vorausgesetzt, sie haben ihre Tätigkeit lange genug ausgeübt.

2007 brach eine Autobahnbrücke über dem Fluss Mississippi zusammen. Mehrere Pkw, Lastwagen und ein Schulbus stürzten in die Tiefe. Das Unglück forderte dreizehn Todesopfer. Noch Monate später herrschte Zweifel an der Sicherheit von Brücken und viele machten lieber einen Bogen um sie, weil sie nicht gewiss ausschließen konnten, dass sie womöglich die nächsten waren, die für tragische Schlagzeilen sorgten.

Die meisten verloren nach einer Weile ihre Bedenken Sie waren es gewohnt, Brücken zu überqueren, und fühlten sich deshalb *ausreichend sicher*. Doch einige mieden sie auch weiterhin – nämlich diejenigen, die auf die Nachricht über den Brückeneinsturz extrem stark sensibilisiert reagiert hatten und ständig dachten: „Was ist, wenn mir das auch passiert?" So sehr sie sich auch bemühten, diesen unangenehmen Gedanken loszuwerden, er kehrte immer wieder zurück, heftete sich fest und verlangte nach Risikovermeidung. Sie waren in die Vergewisserungsfalle geraten.

4.8 Angst wird häufig als Gefahr wahrgenommen

Sie kann eine raffinierte Betrügerin sein, die Angst. Sie macht Sie glauben, dass Sie in Gefahr sind, obwohl Sie es überhaupt nicht sind – beziehungsweise, da es hier ja um Gewissheit geht: obwohl Sie sich *ausreichend sicher* sind. Die Wallungen, die der Fehlalarm Ihrer Amygdala bei Ihnen auslöst („Wusch!"), *fühlen* sich genauso an wie die einer eindeutigen, sehr präsenten Gefahr. Doch *Gefühle* sind keine Hilfe bei der Unterscheidung.

Fakt ist: Angst bewirkt ein falsches Gefühl der Gefahr, obwohl man sicher bzw. ausreichend sicher ist.

Ihre Stimme der Vernunft jedoch wird den Unterschied mit ziemlicher Sicherheit erkennen und den Fehlalarm durchschauen. Sie wird Ihnen sagen, wann die Angst bei Ihnen derart die Oberhand hat, dass sie Ihnen das Gefühl von Gefahr vermittelt, wo keine besteht. Der Knackpunkt: Diese Erkenntnis beendet weder den Alarm noch das Unbehagen. Sie können sich lediglich anders dabei verhalten. Dazu müssen Sie die Fähigkeiten und Haltungsänderungen einüben, um die es in den folgenden Kapiteln ausführlich gehen wird.

4.9 Welche Faktoren spielen bei der Sensibilisierung eine Rolle?

Festzustellen, dass bestimmte „Und-wenn-aber“-Gedanken Ungewissheit unerträglich machen und empfindliche Reaktionen erzeugen, andere aber nicht, kann schockieren. Wir sprachen bereits von dem wichtigen Prozess der *Sensibilisierung:* eine unfreiwillige, automatische und übertriebene Angstreaktion auf etwas, auf das man normalerweise nicht so anspricht. Mit anderen Worten, nur manche Zweifel lösen die Alarmreaktion aus, nämlich diejenigen, die Sie am meisten beschäftigen. Das jedoch nährt die Vorstellung, dass *genau diese* Zweifel wichtiger als andere sind und Sie vor etwas warnen wollen.

Vier Hauptfaktoren beeinflussen den Sensibilisierungsprozess und tragen dazu bei, dass Sie in der Vergewisserungsfalle landen: Angstsensibilität, Stress, Trigger und Werte.

Angstsensibilität

Sensibilisierung hat eine wissenschaftlich gut erforschte genetische Komponente. In der Psychologie verwendet man den Begriff angeborene *Angstsensibilität* zur Beschreibung folgender Persönlichkeitsmerkmale:

1. Angst vor bestimmten Körperempfindungen,
2. antizipatorische Angst,
3. Vermeidung von angstauslösenden Situationen.

Antizipatorische Angst ist der Fachausdruck für die Angst vor der Angst (wie schon Präsident Franklin D. Roosevelt sagte: Man braucht vor nichts Angst zu haben, außer vor der Angst). Diejenigen, die sich am meisten vor der Angst fürchten, verfangen sich am ehesten in dem Netz der dauernden, unerbittlichen und unproduktiven Vergewisserung. Angstsensibilität liegt in der Familie. Sie wird jedoch nicht vererbt, sondern über die vermittelte Einstellung zu Risiko und Ungewissheit erlernt.

Stress

Die Beziehung zwischen Sensibilität und Stress ist kompliziert. Obwohl zusätzlicher Stress die durchschnittliche Sensibilität zwar erhöht und damit auch die Wahrscheinlichkeit, dass Sie bei bestimmten Zweifeln innerlich hochkochen (*Wusch!*), ist er nicht die *Ursache*. Denn selbst wenn Sie Ihren Stress irgendwie auf null reduzieren könnten (was bedeuten würde: Sie sind nicht mehr am Leben), wären Ihre empfindlichen Stellen immer noch da. Stressvermeidung ist also nicht die Lösung, im Gegenteil – bestimmte Stressvermeidungsstrategien bauen mit an der Vergewisserungsfalle. Wenn Sie aber Ihre sensiblen Momente kennen, können Sie verstehen, was in Ihnen vorgeht, und sich vertrauensvoll an Ihre Stimme der Vernunft wenden.

Angenommen, Sie beeilen sich, um pünktlich zu einem wichtigen Termin zu erscheinen, und haben plötzlich das Bedürfnis, die Reifen an Ihrem Auto zu kontrollieren, obwohl Sie das am Tag vorher erst getan haben und es keinen Grund zur Sorge gibt. Dann kann Ihre Stimme der Vernunft sagen: „Klar! Du reagierst empfindlich, weil du gestresst bist und der Drang nach Kontrolle dadurch stärker ist. Das ist wahrscheinlich nur ein vorhersehbarer Fehlalarm"!" Oder Sie haben Hunger oder sind müde und haben den Drang, sich bei einem nahestehenden Menschen immer wieder davon zu vergewissern, dass alles gut wird. Dann kann sich Ihre Stimme der Vernunft einschalten und sagen: „Du kannst das Gefühl auch ohne leere Versicherungen aushalten. Du bist nur sensibilisiert: Iss was und dann ab ins Bett!"

Trigger

Auch das Leben selbst kann für bestimmte „Wenn-aber"-Gedanken und das furchtbare Gefühl der Ungewissheit sensibilisieren.

Persönliche Trigger: Häufig sensibilisieren tragische Vorfälle oder Krisen. Ist die Hoffnung auf Sicherheit, Perfektion oder Vorhersagbarkeit dahin, verstärkt das natürlich den Wunsch nach Gewissheit. Alles wirkt plötzlich riskanter. Überall lauern potenzielle Trigger. Auch „Dauerkrisen" und Geduldsproben – wie finanzielle Engpässe oder wenn die Gastfreundschaft überbeansprucht wird – können zu Triggern werden und Ungewissheit unerträglich machen.

Medientrigger: Nachrichten und Berichte über seltene, aber gravierende Ereignisse wie Terrorangriffe, drastische Unfälle oder eine Massenvergiftung durch Lebensmittel können die Sensibilität stark erhöhen. Dr. W. erinnert sich an den Anruf eines kanadischen Verwandten, als sie sich gerade auf Urlaubsreise in Durban, Südafrika, befand. Er war außer sich und wollte wissen, ob es ihr gut ging, denn er hatte von einer Explosion in Cape Town gehört. Da Dr. W. den Nachmittag mit ihrer Familie am Strand verbracht hatte, hatte sie noch nicht von dem Unglück erfahren, das sich Tausende Meilen weiter weg ereignet hatte. Ein ähnliches Beispiel ist die Patientin, die sich vorgenommen hatte, nie und nimmer eine Kreuzfahrt zu machen, weil vor Jahrzehnten auf einem Schiff einmal die Legionärskrankheit ausgebrochen war.

Indirekte Trigger: Auch schlimme Dinge, die anderen zustoßen, richten die Aufmerksamkeit auf bisher ungeahnte Möglichkeiten und erhöhen so die Sensibilität. Manche Menschen wollen das vermeiden und verweigern sich daher allen negativen Informationen. Sie wollen keine neuen Sorgen. Sie vertrauen nicht darauf, dass die erhöhte Empfindlichkeit sich normalerweise von selbst legt, wenn sie sie einfach zulassen.

Werte

Was einem am Herzen liegt, macht empfindlich. Zum Beispiel: Während der erste Aufschlag bei einem Tennisturnier ungeheuer wichtig ist, ist er das bei einem Freizeitspiel nicht. Im Gespräch mit Freund*innen, Lehrer*innen oder Kolleg*innen kommt es viel mehr darauf an, was man sagt und wie es ankommt, als mit Unbekannten, die man nie wieder sieht. Oder wenn Sie Wert darauf legen, nett zu anderen Menschen zu sein und zu fragen wie es ihnen geht, dann werden Sie stärker auf die Beweggründe und Auswirkungen Ihres Verhaltens achten als diejenigen, die mehr Wert auf die Durchsetzung ihres Willens legen. Je wichtiger Ihnen etwas (sprich: Je höher Ihr persönlicher Einsatz) ist, desto sensibler sind Sie diesbezüglich. Wer sich sehr an Aggression stört und darunter leidet, wird wohl sensibler auf Schadenstrigger reagieren (die Nichts-Böses-Tun-Falle) und sich nach einem Gedanken, der ihnen zufällig durch den Kopf rauscht und mit Gewalt zu tun hat, vergewissern wollen, dass niemandem etwas Schlimmes passiert ist. Lebensbejahende Menschen geraten in die Vergewisserungsfalle, weil sie unter keinen Umständen an Suizid denken wollen. Und Eltern, die sehr besorgt um ihre Kinder sind, werden empfindlich für sorgenvolle Gedanken um deren Gesundheit, Sicherheit und Glück.

Es geht voran

In diesem Kapitel haben wir uns damit beschäftigt, was Gewissheit bedeutet, wie unser vorprogrammiertes Gehirn uns dazu bringt, dass wir uns von einem Fehlalarm beunruhigen lassen, wie Angst das Denken und die Wahrnehmung beeinflusst und was uns nur für bestimmte Zweifel sensibilisiert.

Im nächsten Kapitel beschreiben wir die vier achtsamen Schritte der therapeutischen Kapitulation. Sie werden Sie zu Ihrer eigenen Stimme der Vernunft führen und dafür sorgen, dass Ihr Bedürfnis nach Gewissheit abnimmt und Sie den Weg aus der Vergewisserungsfalle finden.

5. Therapeutische Kapitulation

5.1 Befreiung aus der Vergewisserungsfalle mithilfe von Achtsamkeit

Bis hierher haben Sie die vier Hauptgattungen der Vergewisserungsfalle kennengelernt und erfahren, wie beschränkt Gewissheit sein kann – vor allem die unproduktive, die nie Ruhe gibt, sondern immerzu nach mehr schreit. Wir haben beschrieben, wie das Bedürfnis nach Sicherheit zum stärksten Antrieb für Ängste, Befürchtungen, Sorgen, Schuldgefühle, Kummer und Leid wird. Wir haben Ihnen anhand von Beispielen diverser Vergewisserungsfallen gezeigt, wie unterschiedlich diese Zwanghaftigkeit sein kann. Wir haben Ihnen die drei inneren Stimmen vorgestellt und Sie haben gehört, wie gut der Bangemacher und Vermeintliche Beruhigung beim Bau der Vergewisserungsfalle zusammenarbeiten. Wenn Sie Zweifel beseitigen wollen, indem Sie sich vergewissern, geht das – dank der negativen Verstärkung und der paradoxen Bemühung — nach hinten los und wird kontraproduktiv. Und wir haben Ihnen folgende Dinge erklärt: wie die Stimme der Vernunft Ihnen mit achtsamer Ungewissheitstoleranz aus der Falle heraushilft, wenn Sie den Kampf um die Kontrolle aufgeben; dass Gewissheit keine Tatsache ist, sondern ein Gefühl; dass es kein Leben ohne Risiko und auf viele wichtige Fragen keine genauen Antworten gibt; und schließlich, wie Ihr Gehirn dazu beiträgt, dass Ihnen etwas dringlich, beunruhigend und gefährlich vorkommt.

In diesem Kapitel möchten wir Ihnen eine Anleitung geben, mit der Sie Ihr Gehirn und Ihren Körper darauf trainieren können, Ungewissheit besser auszuhalten und das überwältigende Bedürfnis nach Gewissheit mithilfe dauerhafter Veränderungen zu verringern. Das ist kein leichtes Unterfangen. Es erfordert einen radikalen Einstellungswandel: nicht länger vor Unbehagen zurückzuschrecken und sich um Linderung zu bemühen, sondern die Angst, die Sie heimsucht, achtsam hinzunehmen und sich ihr bereitwillig zu stellen. Der Übergang kann holprig sein, doch sobald Sie störende Gewohnheiten ablegen und die Früchte Ihres neuen Umgangs mit Ungewissheit ernten, wird es geschmeidiger vorangehen.

5.1.1 Stellen Sie auf Bereitwilligkeit um

Wir tippen mal, dass Sie schon seit geraumer Zeit nach etwas suchen, das gegen die Angst hilft. Vielleicht sind Sie bei diversen Quellen auch schon fündig geworden: Stressmanagement, gesund leben und Sport treiben, Techniken für positives Denken, Affirmationen, rational argumentierende Selbstgespräche – nur um festzustellen, dass der Nutzen dieser Methoden nicht anhält. Nicht etwa, weil Sie sie *falsch* anwenden. Wahrscheinlich halten Sie sich sogar genau an die Vorschriften und strengen sich ordentlich an. Es funktioniert deshalb nicht, weil die Faktoren – paradoxe Bemühung, negative Verstärkung und Ungewissheitsintoleranz –, durch die die Vergewisserungsfalle zuschnappt, nicht behandelt werden. Hierzu braucht es Achtsamkeit.

Achtsamkeit ist der Zustand aufgeschlossener und urteilsfreier Aufmerksamkeit für die Gegenwart, in Echtzeit, Augenblick für Augenblick. Man achtet auf Gedanken, Empfindungen und Gefühle im Hier und Jetzt, ohne sie zu werten, indem man innerlich einen Schritt auf Abstand geht und das, was man gerade erlebt, relativ objektiv und unvoreingenommen wahrnimmt.

Achtsamer werden zu lernen bedeutet, sich wieder in die Gegenwart zurückzurufen, sobald man abdriftet.

5.1.2 Lösen Sie sich aus der Verstrickung mit Inhalten

Achtsam wahrzunehmen bedeutet, wie wir gerne sagen, sich nicht mehr mit Inhalten zu verstricken. Sobald man einen Schritt zurücktritt und die Situation sorgfältig betrachtet, stellt sich heraus: *Gedanken sind nur Gedanken und Gefühle nur Gefühle, und beide sind keine Tatsachen.* Mit dem berühmten „Und wenn aber …" beunruhigen wir uns nur selbst, machen uns bange oder ein schlechtes Gewissen.

Zu den eigenen Gedanken und Gefühlen auf Abstand zu gehen, wenn man in der Falle sitzt, birgt eine ungeheuer wichtige Erkenntnis, die in die Freiheit führt: Nicht der Kampf gegen den Inhalt des Gedankens oder der Vorstellung ist anstrengend, sondern *das Bedürfnis, sich ganz sicher zu sein.* Und das wollen Sie stillen, indem Sie sich vergewissern, nachkontrollieren oder sich an Ihre innere Stimme namens Vermeintliche Beruhigung wenden.

Fakt ist: Achtsames Wahrnehmen hilft aus der Verstrickung mit Inhalten.

Mal angenommen, Sie fragen sich besorgt, ob Sie womöglich einen Freund gekränkt haben, und müssen nun unbedingt alle seine Nachrichten immer wieder nach versteckten Hinweisen auf Unmut oder Verärgerung absuchen. Scheinbar geht es um das Inhaltliche („Ist er wütend auf mich?"), doch in Wahrheit ist das Problem die *Ungewissheit*. Wenn Sie es nur genau wüssten, denken Sie, dann wüssten Sie auch, was am besten zu tun ist: um Entschuldigung bitten, ihm erklären, wie Sie es gemeint haben, oder loslassen und sich entspannen. Gewissheit, so glauben Sie, wäre die Lösung. Das Problem ist: Wenn Sie in der Falle sitzen, erleichtert Vergewisserung nur für den Moment und provoziert weitere Zweifel. *Definitiv Bescheid zu wissen ist nicht drin.* Auch absolute Klarheit nicht. Sich mit dem Inhalt zu befassen bringt keine Lösung. Sie müssen sich mit dem unangenehmen Gefühl der Ungewissheit befassen. Sich damit anzufreunden, das ist Ihr Ziel.

Mit anderen Worten: In dieser Falle sind Sie in Wahrheit gar nicht um Ihren Freund beunruhigt, sondern *um sich selbst*. Was Sie unerträglich finden, ist, dass Sie nicht genau wissen, was in ihm vorgeht. So wichtig Ihnen das auch sein mag – Ihr verzweifeltes Verlangen nach Gewissheit kommt hauptsächlich von dem Unbehagen, höchstens nach bestem Gutdünken handeln zu können. Und wie wir bereits sagten – mehr als das ist nicht drin.

5.1.3 Lernen Sie Unbehagen achtsam hinzunehmen

Wir zeigen Ihnen nun eine Achtsamkeitsübung, durch die Ihr Gehirn lernt, mit dem unangenehmen Verlangen nach Gewissheit besser zurechtzukommen. Je länger Sie üben, desto mehr neue Nervenbahnen werden sich nach und nach bilden.

ÜBUNG

Stellen Sie sich vor, Sie spüren plötzlich etwas, das an Ihrem Arm hochkrabbelt. Sie schauen nach, ob das etwas ist, das Sie stechen oder beißen könnte, vielleicht eine Mücke oder eine Spinne. Aber es ist nur eine Fliege. Instinktiv wollen Sie sie abschütteln.

Stellen Sie sich nun vor, dass Sie Ihrem Drang widerstehen und das Insekt weiterkrabbeln lassen, obwohl sich das komisch anfühlt. Möglicherweise ist das Nichtstun die reinste Folter. Vielleicht müssen Sie auch unbedingt sichergehen, dass es wirklich nur eine Fliege ist. Tun Sie's nicht. Lassen Sie einfach Zeit vergehen, bis sie schließlich von selbst wegfliegt.

Damit haben Sie soeben Ihre Fähigkeiten erweitert und können nun „Unbehagen aushalten".

Hier eine zweite Übung:

ÜBUNG

Stellen Sie sich vor, dass Ihnen ein schrecklicher Gedanke durch den Kopf geschwirrt ist, etwas ganz Furchtbares: Jemand, den Sie lieben, liegt im Sterben oder Sie haben einen gravierenden Fehler gemacht oder Sie wissen plötzlich nicht mehr, ob Sie wirklich ein guter Mensch sind. Denken Sie absichtlich den schrecklichen Satz: „Mein Kind ist in Gefahr" und stellen Sie dann „Ich denke gerade, ..." an den Anfang des Satzes. Also: „Ich denke gerade, mein Kind ist in Gefahr."

Merken Sie, wie dieser kleine Zusatz die Dringlichkeit, Vehemenz und Beunruhigung verändert? Dadurch können Sie Ihre Gedanken achtsam wahrnehmen, statt sich mit ihnen zu verstricken. Es geht eben nicht darum, ob der Inhalt des Gedankens stimmt oder nicht. Es geht darum zu erkennen, dass es eigentlich nur ein Gedanke ist.

Die nächste Übung ist etwas aufwendiger. Nehmen Sie sich ein paar Minuten Zeit dafür, um sie auszuprobieren.

ÜBUNG

Setzen Sie sich auf einen bequemen Stuhl. Gehen Sie mit Ihrer Aufmerksamkeit in aller Ruhe durch Ihren Körper, bis Sie irgendwo einen Juckreiz feststellen, einen kaum wahrnehmbaren oder einen akut heftigen, vielleicht auf der Augenbraue oder am Arm, wo Sie gut oder auch nicht so gut hinkommen. Egal wo. Seien Sie unbesorgt, wenn Sie noch keine Stelle gefunden haben. Gönnen Sie sich einfach noch ein wenig mehr Zeit und gehen Sie langsamer vor. Wahrscheinlich wird es nicht sehr lange dauern.

Wenn Sie den Juckreiz gefunden haben, richten Sie Ihre Aufmerksamkeit genau auf diese Stelle und achten Sie ganz bewusst darauf. Vielleicht wird er nun stärker. Oder bleibt gleich. Nehmen Sie wahr, dass Sie sich kratzen wollen. Und wie unangenehm das ist. Tun sie nichts. Nehmen Sie nur wahr. Versuchen Sie sich selbst davon überzeugen, dass es eigentlich gar nicht juckt? Das funktioniert nicht, stimmt's? Sie versuchen, mit sich selbst zu verhandeln: „Nur mal kurz kratzen und dann übe ich weiter!" Tun Sie nichts. Sie brauchen die Übung auch nicht gleich zu machen, sondern können nach dem Lesen erst einmal gar nichts tun. Halten Sie durch. Gar nicht so leicht. Ist es nicht ein Wunder, dass Sie diese Stelle noch nie bemerkt haben? Und nun quält sie Sie. Zoomen Sie heraus und achten Sie darauf, wie schwer es Ihnen fällt, sich nicht zu kratzen. Lassen Sie noch mehr Zeit verstreichen. Wenn Ihre Gedanken abschweifen, richten Sie sie wieder auf die juckende Stelle.

Nun kommt der nächste Schritt. Lassen Sie Ihre Aufmerksamkeit auf dem Juckreiz ruhen und richten Sie sie *gleichzeitig* auf etwas anderes. Zum Beispiel auf Ihren Atem. Folgen Sie der Bewegung von Brust und Bauch beim Ein- und Ausatmen. Ja, der Juckreiz ist immer noch da.

Aber in Ihrem Kopf ist Platz genug für zwei Kanäle gleichzeitig: den Juckreiz- und den Atemkanal. Versuchen Sie, den Juckreizkanal nicht auszuschalten. Lassen Sie Zeit verstreichen. Machen Sie langsamer. Der Drang zum Kratzen wird mal stärker, mal schwächer sein. Das ist gut so. Lassen Sie alles zu.

Wenn Sie die Anwesenheit Ihrer Gedanken und Begierden bei diesen Übungen billigen, machen Sie Ihr Gehirn leidensfähig. Diese Fähigkeit hilft Ihnen auch, den unangenehmen Gedanken „Ich weiß nicht genau" zu tolerieren.

Hören wir nun, was Ihre drei inneren Stimmen im Verlauf der Übung sagen.

Der Bangemacher: Ich glaube, das schaffe ich nicht. Ich kann mich einfach nicht konzentrieren und will mich nur noch kratzen. Ich denke dann nicht an den Juckreiz, sondern an Halsschmerzen.

Vermeintliche Beruhigung: Streng dich halt mehr an. Du bist doch sonst so diszipliniert.

Der Bangemacher: Schon klar, aber ich kann das nicht! Ich bleibe einfach nicht bei der Sache. Ständig muss ich daran danken, wie gern ich mich kratzen möchte. Und an meine Halsschmerzen. Jetzt denke ich an den Schokoladenkuchen, den ich vorhin gegessen habe und wie sehr ich das bereue. Ich bin echt neben der Spur. Das wird nie besser mit mir.

Vermeintliche Beruhigung: Bestimmt wirst du einen Weg finden. Dann lass diese Übung halt aus.

Stimme der Vernunft: Niemand kann sich vollkommen auf das Hier und Jetzt konzentrieren. Gedanken schweifen nun einmal ab. Das passiert jedem. Man stellt sich vor, wie man sich kratzt, wird abgelenkt. Kratzt sich vielleicht tatsächlich kurz. Ist auch okay. Sich dafür nicht zu verurteilen, darauf kommt es an (wird aber stets vergessen). Es reicht, wenn wir uns mit einem sanften Ruck zurück in die Gegenwart versetzen, oder, wie manche sagen, „uns wieder liebevoll der Aufgabe zuwenden". Und was ich so interessant finde: Je öfter wir diese Haltung einnehmen, desto eher können wir akzeptieren, dass wir auch mal nicht achtsam sind, und je öfter wir uns wieder sanft auf die Gegenwart konzentrieren, desto stärker werden wir.

Meistens fühlen sich Achtsamkeitsübungen zuerst etwas fremd und künstlich an. Haben Sie Geduld mit sich selbst. Lenken Sie Ihre wandernden Gedanken behutsam zurück auf den Augenblick – auf die Achtsamkeit. Der gegenwärtige Augenblick umfasst nicht nur die Gedanken und bildhaften Vorstellungen, sondern auch das Körperbewusstsein und die sinnliche Wahrnehmung. Machen Sie sich darauf gefasst, dass Sie merken, wie Sie abschweifen. Seien Sie gut – oder sogar lieb – zu sich selbst, aber bleiben Sie trotzdem diszipliniert und behalten Sie das übergeordnete Ziel im

Auge. Achtsamkeit beinhaltet *keine* Selbstkritik — Sie nehmen dabei nur ein bisschen Abstand zu sich selbst und gestatten sich, so zu sein, wie Sie sind. Wenn Sie achtsam sind, können Sie Ihr Unbehagen urteilsfrei in Augenschein nehmen und sein Wesen begreifen.

Nachdem wir beschrieben haben, wie Sie mithilfe von Achtsamkeit eine andere Beziehung zu Ihren Gedanken und Gefühlen bekommen, wenden wir uns nun der therapeutischen Kapitulation zu.

5.2 Was es bedeutet, eine Haltung der therapeutischen Kapitulation einzunehmen

Unseren Patient*innen sagen wir oft, dass es im Kampf mit der Qual der Ungewissheit das Beste ist, „die Waffen zu strecken". Und bekommen dann zur Antwort: „Was? Das kann ja wohl nicht wahr sein! Sie sagen mir, ich soll mich der Falle einfach *überlassen*? Dass das mit dem Kontrollieren immer so weitergeht? Und ich nichts dagegen machen kann? Ich soll einfach akzeptieren, dass ich für den Rest meines Leben Angst haben und mir Sorgen machen werde?"

Und dann erwidern wir: „Sicherlich nicht!" Therapeutische Kapitulation ist eine Möglichkeit, Ihr Gehirn gegen die Elemente zu trainieren, die Sie gefangen halten. Diese Haltung hilft, die Verzerrungen Ihres Angstdenkens geradezurücken, Ihren Sorgen die von der paradoxen Bemühung generierte Energie zu entziehen und die Folgen der negativen Verstärkung zu beseitigen. Die therapeutische Kapitulation bringt Sie in Kontakt mit Ihrer inneren Weisheit, der Stimme der Vernunft. Da Gehirn und Körper auf diese Weise lernen, die Ungewissheit gelassener hinzunehmen, werden Sie im Endeffekt weniger leiden. Die therapeutische Kapitulation überwindet das zwanghafte Bedürfnis nach Gewissheit und ist damit der effektivste und effizienteste Weg aus der Falle.

Therapeutische Kapitulation ist, wie gesagt, eine Haltung und *keine* Technik zur direkten Kontrolle oder Minderung von Angst. Wie wir ja bereits sagten und wie Sie wahrscheinlich aus eigener Erfahrung mit „Angstmanagement" wissen, geht es eher nach hinten los, wenn man sich bemüht, sie zu unterdrücken, zu beherrschen, zu vermeiden oder zu mindern.

Genauso wenig bedeutet die therapeutische Kapitulation, dass Sie klein beigeben und sich Ihrer Angst fügen, dass Sie tatenlos zusehen, wie Ihr Bedürfnis nach Gewissheit die Oberhand gewinnt, und bestimmt nicht, dass Sie den Bangemacher und Vermeintliche Beruhigung nicht ernst nehmen. Sie ist keine Technik zur Verbannung von Zweifeln, sondern ein Lernprozess zur Einübung eines essenziellen Einstellungswandels. Diese Art der Kapitulation hat nichts mit Hoffnungslosigkeit oder Resignation zu tun, sie beendet einen zermürbenden Kampf. Es ist eine veränderte Haltung zu Zweifel und Ungewissheit, die Ihnen Erleichterung verschafft, nicht ein stetiges Streben nach mehr Sicherheit. Insofern dient therapeutische Kapitulation nicht der Angstminderung, sondern stellt eine Möglichkeit dar, wie man *in dem Moment*, in dem man Angst hat, gegenwärtig sein kann.

Voraussetzung ist, dass Sie zwischen dem unterscheiden, was Sie zulassen und was nicht. Abzulehnen ist die Option, die Qual durch eine weitere Dosis Vergewisserung oder irgendeine Form von Vermeidung zu beenden. Kommen dabei Angst, Leid, Schuldgefühle und Frustration auf, ist das *kampflos hinzunehmen*. Gefühle und Gedanken werden zugelassen, deren Befehle jedoch abgelehnt. Mit anderen Worten: Begrüßen Sie die Tyrannen in Ihrem Kopf, aber lassen Sie sich von ihnen keine unproduktive Vergewisserung aufdrücken.

Wenn Sie die therapeutische Kapitulation gut beherrschen und sie sich beim Drang nach unproduktiver Vergewisserung zur Gewohnheit gemacht haben, erleben Sie Folgendes: Der Drang ist nicht mehr wichtig. Er kann Sie nicht aus der Fassung bringen. Er kommt und geht. Er kommt seltener. Er klingt ab.

> **Fakt ist:** Durch therapeutische Kapitulation kommen Sie an den Punkt, wo der Vergewisserungsdrang *nicht mehr wichtig ist.*

Aus all dem folgt: Die Erleichterung setzt *nicht sofort* ein. Wahrscheinlich wird es Ihnen eine Zeit lang sogar schlechter gehen. Damit therapeutische Kapitulation wirkt, darf man dem Vergewisserungsdrang nicht nachgeben, sondern muss auf die kurzlebige Beruhigung von „Nur noch einmal nachschauen“, „Schnell mal eben herausfinden, ob …“ und „Mir geht’s besser, wenn ich einfach …“ verzichten. Manchen Formen der unproduktiven Vergewisserung kann man kaum widerstehen, weil sie leicht, schnell und jederzeit griffbereit sind, wie automatisch. Im Nu hat man eine SMS geschickt, einen stimmungsprüfenden Blick geworfen, das gerade Gelesene noch einmal gelesen oder einen Schalter betätigt. Es ist keine leichte Aufgabe, die Falle zu erkennen, sich achtsam mit dem Unbehagen zu befassen, Warten und Zeitverstreichen zu lernen. Aber irgendwann werden die Gefühle der Ungewissheit schließlich leichter tolerierbar.

Therapeutische Kapitulation ist eine Haltung, die sich jeder Mensch aneignen kann. Darüber hinaus bietet sie die Gelegenheit, langfristige Ziele und Werte im Auge zu behalten, statt kurzfristige Erleichterung zu suchen. Während Sie Ihre Zweifel und

Sorgen ruhen lassen, können Sie mit dem *Eigentlichen* weitermachen: Ihren Hund streicheln, kochen, sich unterhalten, aus dem Bett kommen, arbeiten oder was auch immer. Neben der therapeutischen Kapitulation ist immer auch genug Platz für das volle Leben!

Wie Sie diese neue Haltung einüben, das erfahren Sie nun in allen Einzelheiten.

5.3 Die vier achtsamen Schritte der therapeutischen Kapitulation

Im Wesentlichen führen vier gehirnerziehende und leidenverringernde Schritte aus der Falle heraus. Merken Sie sich als Gedächtnisstütze „T.A.U.B.“:

Trenne zwischen Fallen und echten Notfällen.
Akzeptiere das ungehagliche Gefühl der Ungewissheit.
Unterlasse das Vergewissern.
Bleib in der Schwebe und lass Zeit verstreichen.

Diese Schritte funktionieren unabhängig davon, worum sich Ihre Gedanken oder Ihre Ungewissheit drehen, und zwar bei *allen* Arten von Fallen.

Fakt ist: Für die vier achtsamen Schritte der therapeutischen Kapitulation ist es egal, in welcher Art von Vergewisserungsfalle Sie stecken und wofür Sie Gewissheit brauchen.

Therapeutische Kapitulation lehrt: Unangenehme Gefühle stellen *keine* Gefahr dar. Stellen Sie sich T.A.U.B. Sorgenvolle Gedanken sind nicht wichtig, und wenn Sie sie in Ruhe lassen und nicht auf sie eingehen, verschwinden sie von selbst. Lernen Sie, auf die Lockrufe Ihrer Vergewisserungsfalle und die Tyrannen in Ihrem Kopf mit T.A.U.B.heit zu reagieren. Wenn der Fehlalarm losgeht und dröhnt: „Notfall! Du musst das unbedingt nachkontrollieren, und zwar sofort!“, sind Sie auf einmal auf beiden Ohren T.A.U.B. Bringen Sie Ihrem Gehirn bei, dass Gedanken nur Gedanken und Zweifel bei Entscheidungen unumgänglich sind.

1. Schritt: Trenne zwischen der Falle und einem echten Notfall (T)

Erkennen Sie als Erstes, wann Sie gerade auf eine Falle zusteuern bzw. schon darin festsitzen. Woran?

- An dem Gefühl der Dringlichkeit: Ein Plan muss auf der Stelle umgesetzt, eine Frage umgehend beantwortet werden, und nur die *sofortige* Vergewisserung verschafft *unmittelbar Erleichterung.*
- An dem Gefühl, dass etwas nur *richtig* oder *falsch, Wahrheit oder Täuschung, gewiss* oder *ungewiss* sein kann. Häufig zeigt sich dies an dem Widerwillen, sich mit einem Vielleicht, Wahrscheinlich, Weiß-ich-gerade-nicht oder Passabel abzufinden.
- An der Erwiderung: „Ja, das weiß ich – aber was ist, wenn ...?", sobald andere versuchen, Klarheit in etwas zu bringen oder es zu bestärken.
- An der nagenden Ahnung, dass man überreagiert, aber einfach nicht anders kann.
- An dem unaufhörlichen, wiederkehrenden und sich im Kreis drehenden Dialog der beiden inneren Stimmen namens der Bangemacher und Vermeintliche Beruhigung.

Stimme der Vernunft kann hier bemerkenswert hilfreich sein, etwa durch folgendes Gedankenexperiment: Fragen Sie sich als Erstes, ob wirklich ein Notfall vorliegt oder eine Falle. Stellen Sie sich dann vor, dass Stimme der Vernunft diese Frage unverzüglich und ohne zu zögern beantworten muss und *Sie auf der Stelle sterben,* wenn sie danebenliegt (Grayson 2003). Denken Sie daran – Sie wollen keine Gewissheit. Die gibt es nicht. Aber bestes Gutdünken tut es auch und das hat Stimme der Vernunft immer parat.

Die Feststellung, dass Sie gerade in die Falle gehen oder schon drinstecken, liefert noch keine Gewissheit. Am besten fahren Sie fort mit den verbleibenden drei Schritten der therapeutischen Kapitulation.

2. Schritt: Akzeptiere das unbehagliche Gefühl der Ungewissheit (A)

Sobald Sie wissen, dass Sie wahrscheinlich in eine Falle geraten sind, arbeiten Sie als Nächstes daran, sich mit der eigentlichen Ursache Ihres Unbehagens anzufreunden. Dass es nicht der Inhalt der Falle ist, sondern die *quälende Ungewissheit,* liegt nicht unmittelbar auf der Hand. Begreifen werden Sie das wie gesagt mithilfe der Achtsamkeit, bei der Sie Ihre Aufmerksamkeit auf unangenehme Gedanken und Empfindungen richten. Sie werden sehen, wie leicht Sie abgelenkt werden, in alte Gewohnheiten zurückrutschen, sich einen kleinen „Vergewisserungsschuss“ setzen oder sich in der Fantasie an einen anderen Ort versetzen, der frei von diesem Unbehagen ist.

Das zu erkennen ist jedoch gar nicht so einfach, da sich praktisch jede neue Falle als „Problem“ verkleidet und nach einer Lösung schreit, die einer – wie auch immer gearteten – Vergewisserung bedarf. In den bisher aufgeführten Beispielen sind die Gefangenen der Vergewisserungsfalle häufig jahrelang sehr kreativ gewesen, wenn es darum ging, sich sicherer zu fühlen. Doch bekamen sie stattdessen nur noch mehr kontraproduktive negative Verstärkung. *Statt zu lernen, mit der übergeordneten Erfahrung der Ungewissheit zurechtzukommen, haben sie sich mit dem Inhalt ihrer Sorgen beschäftigt.*

Der Inhalt kann belanglos anmuten oder wie etwas, wo es um Leben oder Tod geht. Letztendlich aber – wie Sie es auch von Ihrer Stimme der Vernunft hören – ist mehr desselben (Vergewisserung) einfach nicht hilfreich. Die Gedanken oder Bilder maskieren sich als Problem, sind in Wahrheit aber nur Auslöser. Die Aufgabe besteht jetzt darin, zu lernen, auf den wie auch immer gearteten Inhalt mit Gleichmut zu reagieren und sich stattdessen mit der quälenden Ungewissheit auseinanderzusetzen.

3. Schritt: Unterlasse das Vergewissern (U)

Das Vergewissern zu unterlassen erfordert einen Lernprozess: Wie Sie dem Gefühl der Dringlichkeit nicht erlauben, Sie zur unproduktiven Vergewisserung zu zwingen, die ja nur kurz erleichtert und nicht wirklich aus der Falle befreit. Dringlichkeit ist ein Hauptmerkmal der Vergewisserungsfalle und dem zwanghaften Bedürfnis nach Gewissheit. Sie verstärkt das Gefühl der Gefahr, unabhängig vom tatsächlichen Risiko. Zu lernen, die Ungewissheit in Ruhe zu lassen, lehrt Gehirn und Körper Geduld, Besonnenheit und Achtsamkeit. Sie unterlassen das Vergewissern, indem Sie den blinden Alarm so lange weiterläuten lassen, bis er von selbst aufhört. Nichts gegen die Ungewissheit zu unternehmen, bedeutet, sich auf keine der alarmierenden Gedanken und Gefühle einzulassen (oder sie verändern zu wollen).

Bemühungen, den Drang nach zwanghafter Vergewisserung zu unterdrücken, gehen nach hinten los: Wie in Kapitel 2 bereits erklärt, gehört die paradoxe Bemühung zu den Motoren der Vergewisserungsfalle. Das Vergewissern zu unterlassen ist ein fundamentaler Schritt. Aber er funktioniert nur, wenn Sie *die unangenehme Erfahrung der Ungewissheit auch aktiv zulassen.*

Das Ziel ist der Verzicht auf Kurzzeiterleichterung: kein Vergewissern, keine Vermeidung, keine Flucht, keine Ablenkung, kein Problemlösen. Ihre Aufgabe ist, achtsam zu beobachten, ohne dem Kontrollimpuls nachzugeben. Denken Sie daran: Langfristige

Linderung von Leid bedeutet größeres kurzfristiges Unbehagen. Dies wirkt gegen den anderen Motor der Vergewisserungsfalle: die negative Verstärkung.

Irrtümlicherweise halten die meisten dies anfangs für einen Trick zur Beseitigung der quälenden Ungewissheit. Was wir Ihnen vorschlagen, ist jedoch nicht, sie zu verringern und sich anschließend zu vergewissern, ob es „funktioniert hat" und es Ihnen nun besser geht. Denn Sie werden jedes Mal feststellen, dass die Ungewissheit immer noch da ist, und das wird Ihre Hoffnung zunichtemachen, dass auf diese Technik Verlass ist und sie das Problem lösen kann. Sich nicht zu vergewissern erfordert eine Haltung der vorsichtigen Bereitschaft, sich unwohl zu fühlen und nichts dagegen zu unternehmen. Wenn Sie das üben, nehmen Sie Abstand davon, nachzuschauen, sich rückzuversichern, Dinge klarzustellen und alles, dessen Sie sich nicht sicher sind, nachzukontrollieren. Und wenn die Sorgen und Gedanken nicht länger die Macht haben, die Sie ihnen durch die unwiderstehliche, aber unproduktive Vergewisserung unwillentlich zuschreiben, wird das Leid schließlich nachlassen.

Ganz schön schwierig: Sie sollen sich selbst beibringen, nichts zu tun, während der Bangemacher schreit: „Das ist ein Notfall! Ich halte das nicht aus! Tu was! Sofort!" Doch vergessen Sie nicht, dass die Toleranz von Ungewissheit in den meisten Situationen eine Fähigkeit ist, über die Sie schon verfügen: Sie nehmen es hin, dass Sie nicht genau wissen, ob jemand, den oder die Sie lieben, den Tag überlebt, dass Ihr Auto anspringt oder dass Sie beim nächsten Schritt nicht stolpern und hinfallen. Bei jedem Bissen nehmen sie die Ungewissheit in Kauf, dass Sie nicht daran ersticken. Und auch die, dass Ihre beste Freundin Sie morgen noch mag. Wenden Sie diese Fähigkeit nun auf die wie auch immer geartete Falle an, in der Sie festsitzen.

Und machen Sie sich auf Fehler gefasst. Denn schließlich haben Sie sich bisher stets darauf verlassen, Ihre Sorgen und Ängste durch das Vergewissern zu bewältigen. Da wäre die Erwartung, Sie könnten sich mit einem Schlag davon befreien, recht unrealistisch.

Das Vergewissern zu unterlassen ist keine leichte Aufgabe und heutzutage schwieriger denn je, denn neben den alten Methoden (sich im Geiste selbst bestätigen oder einen Freund anrufen) verfügt man auch über neuere technische Mittel zur Kommunikation, an jedem Ort und zu jeder Zeit. Da ist die Verlockung stark: ein Blick aufs Handy oder ins Internet, schnell noch einmal die Nachricht lesen. *Vermeintliche Beruhigung wird sich nicht widerstandslos zurückziehen.* Wenn sie protestiert – und das wird sie –, wenden Sie sich behutsam wieder der Ungewissheit zu. Denken Sie daran: Sie werden sich nie sicher sein, Missverständnisse sind immer möglich und auf bestimmte Fragen gibt es keine „klipp und klare" Antwort. Bleiben Sie im Ungewissen und tun Sie nichts.

Fakt ist: Das Vergewissern zu unterlassen erfordert die achtsame Wahrnehmung des unangenehmen Gefühls der Unsicherheit, ohne auch nur zu versuchen, etwas daran zu ändern.

Die starke Versuchung, schnell mal eben nachzuschauen, bedarf der stets bewussten Stimme der Vernunft.

DER BANGEMACHER: Hilfe! Das ist nicht zum Aushalten! Kannst du nicht mal schnell nachschauen? Das wäre wirklich gut. Dauert nur eine Sekunde.

STIMME DER VERNUNFT: Nein, ein kurzer Blick reicht, um den Überwindungsprozess zu untergraben. Schritt 4 (Bleib in der Schwebe) wird dich das Wartenkönnen lehren.

4. Schritt: Bleib in der Schwebe und lass Zeit verstreichen (B)

Stellen Sie sich einen Korken vor, der im Wasser schwimmt. Egal wie stürmisch (oder ruhig) die Wellen sind – mühelos lässt er sich von der Kraft des Wassers treiben. Es ist das Gefühl, über den Dingen zu schweben, das einem hilft, in unangenehmen Momenten bei dem zu bleiben, was man gerade tun wollte. Indem man sich von der Ungewissheit löst und sie gleichsam von oben herab betrachtet, kann man sie besser zulassen. *Dieser Schwebezustand ist das Gegenteil der paradoxen Bemühung.* Über die eigenen Zweifel hinwegzugleiten, ohne sich auf sie einzulassen, ist eine Möglichkeit, sich ihrer Tyrannei zu verweigern.

Fakt ist: Über den Dingen zu schweben ist das Gegenteil von paradoxer Bemühung.

Um diese Fähigkeit, über unangenehme Dinge (wie beim Surfen) hinwegzugleiten, im Fall eines Fehlalarms nutzen zu können, müssen Sie sie jedoch erst einmal üben. So wird Ihr Gehirn im vierten Schritt der therapeutischen Kapitulation – von selbst und ohne bewusste Anstrengung – lernen, die Ungewissheit besser zu tolerieren und sich mit ihr wohler zu fühlen.

In der Akzeptanz- und Commitment-Therapie (ACT) wird dieser Schwebezustand *kognitive Defusion* genannt (Hayes o. D.). In der Vergewisserungsfalle werden die eigenen Gedanken zu wichtig genommen. Man geht vom Schlimmsten aus und empfindet die Sorge als „Wahrheit". „Fusionierte Gedanken" fühlen sich ungeheuer mächtig an, als hätten sie die Herrschaft an sich gerissen. Dabei sind sie nur Gedanken: Worte, Bilder und Ideen, die einem durch den Kopf gehen und für sich genommen keine Macht haben. Um dies zu erkennen, hilft es, auf Abstand zu gehen und darüber hinwegzuschweben.

Die Metapher des „Schwebens“ stammt aus den 1960er-Jahren von Claire Weekes und beschreibt den Effekt der passiven, abwartenden – sprich kampflosen – Akzeptanz. Zur Veranschaulichung des vierten Schritts folgen nun weitere Metaphern, zum Teil aus der ACT (Stoddard & Afari 2014).

Wolken am Himmel

Gedanken verändern sich ständig. Es bilden sich immer wieder neue, sie treten ins Bewusstsein ein und wieder heraus. Man braucht nur genug Zeit vergehen zu lassen, dann löst sich jeder Gedanke schließlich auf und ist entschwunden. Stellen Sie sich vor, wie Sie Ihrem Alltag nachgehen und währenddessen zu Ihren Gedanken hochschauen wie zu Wolken, die am Himmel vorüberziehen.

Fließendes Wasser

Ihre Gedanken, Gefühle und Erlebnisse fließen wie Wasser im Strom des Bewusstseins. Sie sind stets in Bewegung und werden, wenn Sie sie nicht festhalten, einfach vorbeirauschen. Legen Sie Ihren wie auch immer gearteten Gedanken behutsam auf ein Blatt und lassen Sie es den Fluss hinuntergleiten. Warten Sie einen Moment und schon ist er weg.

Wasserbälle

Stellen Sie sich Ihren Gedanken wie einen riesigen roten Wasserball vor, der Ihnen entgegenhüpft, während Sie im Schwimmbad Ihre Bahnen ziehen. Wenn Sie ihn unter Wasser drücken, prallt er zurück und schlägt Sie mitten ins Gesicht. Er ist aber zu groß, um ihn mit einer Hand zu fassen und herauszuwerfen. Lassen Sie ihn also einfach, wo er ist, und schwimmen Sie weiter. Er wird Ihnen noch öfter in die Quere kommen. Beachten Sie ihn nicht, dann wird er von selbst zur Seite gleiten.

Stinkende Socken

Stellen Sie sich vor, Sie müssen sich in ein winziges Kabuff setzen, um dort drei Stunden lang eine wichtige Arbeit am Computer zu erledigen. Sie öffnen die Tür und kippen beinahe aus den Schuhen von dem Gestank, der Ihnen entgegenschlägt. In der Ecke liegt ein Riesenhaufen ungewaschener Sportsocken, die Sie nicht entfernen dürfen. Sie behelfen sich damit, indem Sie alle paar Minuten aus dem Zimmer rennen und frische Luft schnappen, aber anschließend ist es keinen Deut besser und zudem kommen Sie auf diese Weise nicht so richtig mit Ihrer Arbeit voran. Sie beschließen, sich nicht erschüttern zu lassen und das Ganze ruckzuck hinter sich zu bringen. Nach zwei Stunden öffnet jemand die Tür und fragt röchelnd: „Wie hältst du es da drinnen nur aus?" Sie schauen auf und erwidern: „Ist halb so schlimm. Man gewöhnt sich dran!"

Begegnung der unfreundlichen Art

Stellen Sie sich vor, Sie sind auf dem Weg zu einem Freund. In einer abgelegenen Gasse kommt Ihnen ein verwahrloster Typ entgegen und beschimpft Sie wüst. Sie erschrecken und ärgern sich, widerstehen jedoch dem Impuls, zurückzuschimpfen. Sie drehen sich noch nicht einmal zu ihm um und würdigen ihn keines Blickes. Nicht weil Sie sein Verhalten billigen, sondern weil Sie wissen: Jede Reaktion wird die Situation wahrscheinlich eskalieren und ihm genau das geben, was er will. Also gehen Sie Ihres Wegs, zwar einigermaßen erschüttert und angewidert, aber davon überzeugt, dass gar nicht zu reagieren genau die Reaktion ist, die Trollen wie diesem am wenigsten Macht gibt.

Experiment

Mit der folgenden Übung können Sie herausfinden, mit welcher als unangenehm empfundenen Ungewissheit Sie sich gerade plagen, beispielsweise mit etwas, das Sie vermutlich oder tatsächlich getan oder nicht verhindert haben oder nicht entscheiden können. Stellen Sie sich dazu die vier Schritte von oben vor. Können Sie …

T: zwischen einem echten Notfall und einer Falle trennen?
A: das Gefühl der Unsicherheit akzeptieren?
U: dem Drang trotzen und das Vergewissern unterlassen?
B: abwartend in der Schwebe bleiben?

Nicht selten werden Sie unterwegs Einwände vernehmen. Es ist der Bangemacher, der zum Protest ein paarmal „Ja schon, aber ..." und „Was ist, wenn ..." dazwischenruft. Halten Sie durch: Es sind nur Gedanken und Vorstellungen, die Ihnen beim Lesen dieses Buches in den Sinn kommen, weiter nichts. Die Wirklichkeit da draußen beeinflussen Sie damit nicht. Urteilen Sie nicht über das, was in Ihnen vorgeht, und achten Sie darauf, wie Ihre Angst heranflutet und wieder abebbt.

An diesem Punkt beginnt die geschmeidige Transformation Ihrer Haltung zur Ungewissheit.

5.4 Was Sie von der therapeutischen Kapitulation erwarten können

Praktizieren Sie die vier achtsamen T.A.U.B.-Schritte immer dann, wenn Sie der Drang, sich zu vergewissern, überkommt, und Sie werden merken: Die Fallen schwinden, das unerträgliche Gefühl der Ungewissheit kommt seltener auf und der Kampf gegen die Angst davor nimmt weniger Zeit in Anspruch. Bis das unproduktive Vergewissern schließlich ganz aufhört.

Warum das so ist? Weil die vier achtsamen Schritte der Vergewisserungsfalle die lebenserhaltenen Nährstoffe entziehen: negative Verstärkung, paradoxe Bemühung und Ungewissheitsintoleranz. Durch die achtsame Wahrnehmung des Erlebens lösen Sie sich vom Inhalt und haben es nicht mehr nötig, sich wegen der unangenehmen Gefühle oder der Angst zu kritisieren und dagegen anzukämpfen. Da Sie der Ungewissheit erlauben, da zu sein, während Sie selbst über sie hinwegschweben, erlebt Ihr Gehirn etwas Neues: Die vom Zweifel ausgelöste Angst wallt auf, aber die unproduktive Vergewisserung bleibt aus, und so passiert nichts, das die Falle verfestigt.

Im Gehirn ist somit ein neuer Verbindungsweg entstanden. Die Erklärung liefert die gängige Theorie der *inhibitorischen Konditionierung*, laut der das Gehirn durch den hemmenden Einfluss (die vier T.A.U.B.-Schritte) „neu verdrahtet" wird (Craske, Treanor, Conway, Zbozinek & Vervliet 2014). Hat es gelernt, die Angstverschaltungen nicht mehr zu benutzen, die sich von Ihren Bemühungen verstärkt und immer wieder aufs Neue im Kreis drehen, dann kann Ihre Amygdala Alarm schlagen so viel sie will: Es macht Ihnen nichts mehr aus. Was auch immer der Auslöser war – sobald Sie verstanden haben, dass Sie mit Ungewissheit leben können, wird er Sie nicht mehr beunruhigen. Dadurch lässt die Wachsamkeit nach, die Angst vor der Angst, die Besorgnis und infolgedessen auch die Empfänglichkeit für Auslöser. Wird der Alarm seltener aktiviert, kommen Sie nicht mehr auf die Idee, sich zu vergewissern, weil Ihnen gar nicht danach ist.

Ihr Gehirn hat gelernt, dass Sie beim Gefühl der Unsicherheit weder geistig noch körperlich aktiv zu werden brauchen, damit es Ihnen besser geht. Sie müssen sich nicht vergewissern. Die wirksamen vier achtsamen T.A.U.B.-Schritte helfen Ihnen jedoch nicht nur aus der aktuellen Falle heraus, sondern reduzieren mit der Zeit auch die Anfälligkeit für neue Rückfälle in alte Fallen.

Die Überwindung des Problems

Überwunden haben Sie das Problem, wenn ganz normale Zweifel keine Rolle mehr für Sie spielen und Ungewissheit Sie weder bekümmert noch in Ihrem Tun behindert oder Sie in die qualvolle Gefangenschaft der Vergewisserungsfalle lockt. Es ist also keine völlige Befreiung von Zweifeln und Unsicherheit. Es bedeutet nicht, dass Sie sich nie wieder vergewissern, auch nicht unter Umständen, in denen es produktiv wäre. Was sich ändert, ist Ihre Beziehung zum Bangemacher, die Haltung zu Ihrem schwachen Vertrauen, Ihrer lebhaften katastrophenorientierten Fantasie. Sie begegnen ihm mit Achtsamkeit und Verständnis und werden infolgedessen nicht mehr derart von Zweifeln überfallen, dass Sie in Ihrer Entscheidungsfähigkeit und Risikofreudigkeit wie gelähmt sind. Das heißt: Auch im Ungewissen können Sie zuversichtlich handeln. Wenn Sie durch die therapeutische Kapitulation ermutigt zu einem nachsichtigen, humorvollen und darum heilsamen Umgang mit sich selbst gefunden haben und über die Absurdität der eigenen Fallen, die verrückten, ja geradezu hanebüchenen Vorstellungen lachen können, dann haben Sie das Problem wirklich überwunden.

Es geht voran

In diesem Kapitel haben wir Ihnen detailliert erklärt, wie Sie erkennen können, wann Sie in die Falle geraten sind und wie Sie dort wieder herauskommen. Die vier achtsamen Schritte (T.A.U.B.) der therapeutischen Kapitulation zielen auf die paradoxe Seite von Ängsten, unterstützen eine realistische Beziehung zu den eigenen Gedanken, stärken die achtsame Wahrnehmung des gegenwärtigen Erlebens und fördern die Bereitwilligkeit, das unangenehme Gefühl der Ungewissheit zu akzeptieren. Mit diesen vier T.A.U.B.-Schritten können Sie Gehirn und Körper trainieren, über das zwanghafte Vergewisserungsbedürfnis hinwegzugleiten. Regelmäßige Übung wird mit der Zeit die Häufigkeit und Intensität der Fehlalarme verringern.

Im nächsten Kapitel geht es um die Einübung der therapeutischen Kapitulation, damit Sie, wenn Sie der Drang nach zwanghafter Kontrolle oder unproduktiver Vergewisserung überkommt, immer auf diese Weise reagieren können.

6. Die Fesseln des zwanghaften Vergewisserns zerreißen

Der Weg aus der Vergewisserungsfalle erfolgt über die Haltung der therapeutischen Kapitulation, die es einzunehmen, beizubehalten und zu verbessern gilt. Nun wissen Sie, wann Sie in die Falle hineinstolpern, nicht mit Ungewissheit fertigwerden und sich mithilfe verschiedener Formen der unproduktiven Vergewisserung kurzzeitig Erleichterung von dem unangenehmen Gefühl verschaffen wollen. Die vier T.A.U.B.-Schritte stellen die effektivste Methode dar, wenn die Falle unversehens ihre Fänge nach Ihnen ausstreckt. Hören Sie dann jedes Mal auf Stimme der Vernunft, die sagt: „Das ist eine Falle, keine echte Gefahr.“ Sie haben somit das eine vom anderen getrennt und den ersten T.A.U.B.-Schritt getan. Wird die therapeutische Kapitulation, wann immer der Alltag einen Anlass dazu bietet, angewandt, sprechen wir von *spontaner Praxis.*

Wahrscheinlich haben Sie nicht immer genügend Zeit, um die vier achtsamen Schritte sorgfältig auszuführen, und sind in Eile. Irgendwas kommt immer dazwischen. Klar. Verstehen wir. Sie wollen die T.A.U.B.-Schritte schon üben, aber Sie haben ja immer so viel um die Ohren. Da kriegen Sie T.A.U.B. einfach nicht unter. Aber Sie möchten am Ball bleiben und geben sich alle Mühe. Und jede Gelegenheit, das Kontrollieren und Vergewissern zu unterlassen, hilft Ihnen tatsächlich, die Ungewissheit besser zu ertragen. Aber Ihre Fortschritte hängen davon ab, was sonst noch in Ihrem Leben los ist, und dafür tut es gut, sich neben der spontanen Anwendung auch *absichtlich zu konfrontieren.*

Stellen Sie sich vor, dass Sie die T.A.U.B.-Praxis nicht in Ihren Tagesplan hineinzuquetschen versuchen, sondern zu Ihrer Hauptaufgabe machen. Das ist die absichtliche Anwendung, von der dieses Kapitel handelt. Sie ermöglicht den grundsätzlichen Haltungswechsel der vier achtsamen T.A.U.B.-Schritte.

6.1 Absichtliche Anwendung

Absichtlich heißt, Sie entscheiden, wann und wo Sie Ihr Gehirn und Ihren Körper dafür trainieren, besser mit Ungewissheit zurechtzukommen. Dazu konfrontieren Sie sich mit Situationen, die sich unangenehm unsicher anfühlen und die Falle aktivieren. Statt gewohnheitsgemäß darauf zu reagieren, können Sie Ihrem Gehirn mithilfe vorsätzlich geschaffener Bedingungen beibringen, dass Sie sich *auch ohne Vergewisserung wohlfühlen* können.

Geplante Konfrontation bedeutet, sich absichtlich in Situationen zu begeben, die das Bedürfnis nach Sicherheit auslösen. Vielleicht fragen Sie jetzt: „Warum in aller Welt sollte ich mich absichtlich in Situationen begeben, wo ich von Unsicherheitsgefühlen schier überflutet werde?! Ich bin doch schon genug damit bestraft! Es macht mich verrückt und stört mich. Warum sollte ich das häufiger erleben?"

Die Antwort lautet: Weil das, was Sie aktuell tun, nicht hilft. Dass man wichtige Dinge nur mit Übung lernt, trifft auch auf die therapeutische Kapitulation zu. Und diese braucht den Zweifel. So, wie man das Sprechen einer Sprache nur durch Sprechen lernt und Fußballspielen auf dem Spielfeld nicht allein aus Büchern, so können Körper und Gehirn den Haltungswechsel nur lernen, wenn man die vier T.A.U.B.-Schritte während des unangenehmen Gefühls der Unsicherheit und des Dranges nach der beruhigenden Vergewisserung übt. Eine geplante Konfrontation hat eine stärkere Wirkung als die spontane, weil sie mit der bewussten Intention beginnt, den Haltungswechsel mit dem Fokus auf allen Schritten der therapeutischen Kapitulation zu lernen.

6.2 Effektive geplante Konfrontation

Damit Sie möglichst gut wirkt, sollte die geplante Konfrontation …

1. bereitwillig erfolgen,
2. machbar sein und
3. auf echte Auslöser abzielen.

Bereitwilligkeit

Wenn Sie bis zu diesem Abschnitt vorgedrungen sind, sind Sie wahrscheinlich hoch motiviert, aus der Vergewisserungsfalle freizukommen. Sie haben zigmal erlebt, wie das Bedürfnis nach Gewissheit Sie einschränkt, Ihr Beziehungs- und Berufsleben gefährdet und Ihren Kopf mit geräuschvollen Gedankenschleifen vollstopft, die sich immer um dieselbe Frage drehen: „Bin ich mir sicher?"

Häufig besteht der Wunsch nach einer magischen Zauberformel, mit der man sich aus der Falle befreien könnte; aber wie wir erklärt haben, wird diese durch einfache Tricks und Techniken, die für sofortige Erleichterung sorgen, langfristig sogar gefestigt. Laut neueren Forschungsergebnissen erfordert die Toleranz der Ungewissheit – und die Veränderung im Gehirn, durch die Sie sich damit wohler fühlen – „Exposition plus Aktivierung" (Foa & McLean 2016). In Alltagssprache übersetzt bedeutet dies: Sie setzen sich genau dem aus, was Ihnen Probleme verursacht, und halten dabei das unangenehme Gefühl aus, damit Ihr Gehirn die neuen Schaltkreise lernt. Mithilfe dieser „Neuverdrahtung“ richten Sie Ihre Aufmerksamkeit weniger intensiv auf Fehlalarme und kommen ohne Ihren gewohnten „Vergewisserungsschuss“ aus.

Mit der Zeit überschreiben die neuen Schaltkreise die alten: Ungewissheit verliert nach und nach ihr bedrohliches Aussehen und ihre Anziehungskraft für Ihre bisherige Standardreaktion: unproduktive Vergewisserung.

Machbarkeit

Jede Konfrontation muss zumutbar sein. Wir wollen nicht, dass Sie etwas tun, das Ihre Kapazitäten wirklich übersteigt. Doch werden diese oft nicht richtig eingeschätzt. In unserer zusammengerechnet siebzigjährigen Erfahrung haben wir Menschen gesehen, die sich schwierigen Situationen ausgesetzt haben (ohne sich zu vergewissern!) und dabei erfolgreicher waren, als sie dachten. Die erste Reaktion ist meist: „Oh nein! Das kann ich unmöglich tun!“ Oft spielt die Fantasie ihnen einen Streich und provoziert unproduktives Vergewissern. Das klingt dann ungefähr so: „Du musst mir garantieren, dass mir nichts passiert.“ Auch wenn es zunächst eine Tatsache zu sein scheint – es ist keine. Es ist bloß ein Gefühl. Wenn die Betreffenden dann einwilligen, es auf einen Versuch ankommen zu lassen, sagen die meisten anschließend: „Das war längst nicht so schlimm, wie ich dachte.“ Die Unterschätzung der eigenen Fähigkeit, sich schwierigen Situationen auszusetzen, hat zwei Ursachen: *die Missdeutung von Ungewissheit als Gefahr* und die *Angst vor der Angst.*

Die Missdeutung von Ungewissheit als Gefahr

Wie wir in Kapitel 4 erklärt haben, werden Sie für bestimmte Arten der Ungewissheit sensibilisiert. Gedanken an diese Situationen bewegen die Amygdala dazu, den „Angriff-Flucht-oder-Totstell“-Alarm zu läuten, auf den man mit einem erhöhten Bewusstseinszustand namens Angstdenken reagiert. Durch die Brille der veränderten Wahrnehmung wirkt die Welt bedrohlich. Es ist also das Gehirn, das Ungewissheit als Gefahr darstellt. Man fokussiert mehr auf das, was schiefgehen könnte, während die (wenn auch noch so geringe) Wahrscheinlichkeit eine untergeordnete oder gar keine Rolle spielt. Dadurch wird Ungewissheit in Bezug auf ein bestimmtes Thema gefühlsmäßig zur Katastrophe.

Angst vor der Angst

Der zweite Grund, weshalb Konfrontationen oft leichter sind als gedacht, ist die Angst, die man schon vor dem Angst auslösenden Erlebnis hat. Hierfür sind zwei Faktoren wichtig:

Erstens weiß diese Angst scheinbar schon vorher, wie man sich später fühlen wird. Doch in Wahrheit sind ihre Vorhersagen unzuverlässig und praktisch nichtssagend. Zweitens wird sie bei Unentschlossenheit stärker: „Werde ich die Ungewissheit aushalten oder wird mir das zu viel?" „Sollte ich aus dem Haus gehen, ohne noch einmal nachzuschauen, oder sollte ich es doch noch einmal tun?" Unentschlossenes Nichthandeln bzw. „zwischen den Stühlen zu sitzen" steigert die vorweggenommene Angst und macht eine geplante Konfrontation in der Vorstellung unangenehmer.

Die Angst vor der Angst sagt also nichts Genaues über die Zukunft aus, und in ihrem sturen Widerstand gegen jede Veränderung stört sie obendrein die geplante Konfrontation. Damit dies nicht geschieht, raten wir Ihnen, ihr achtsam zu begegnen und die Beziehung zu ihr zu verbessern.

Machen Sie sich bewusst, dass die Befürchtung von Angst wirklich nicht vorhersagt, dass und wie viel Angst Sie tatsächlich haben werden, auch wenn Sie sie ganz real in der Gegenwart verspüren. Hilfreich ist auch, sich Folgendes in Erinnerung zu rufen: Die Angst, die Sie in der Gegenwart haben, wird von einem Gedanken ausgelöst (und von Ihrem Vorstellungsvermögen), dessen Inhalt sich auf eine Zukunft bezieht, die noch ungeschehen und daher unbekannt ist. Geben Sie sich einen Ruck! Er wird Ihnen guttun – davon sind wir entgegen aller Bedenken, die Sie vielleicht haben, fest überzeugt. Weiten Sie Ihre Grenzen und probieren Sie etwas aus, das Ihnen unangenehm ist. Wir können Ihnen zwar keinen Erfolg garantieren, sind jedoch zuversichtlich, dass Sie, sobald Sie die Fesseln Ihres zwanghaften Sicherheitsbedürfnisses abgestreift haben, ein freieres und besseres Leben genießen werden.

Die richtigen Auslöser

Eine geplante Konfrontation sollte auf die richtigen Auslöser abzielen. Den Faktor Ungewissheit nutzen Sie optimal durch die genaue Formulierung des Gedankens, dem Sie sich aussetzen wollen. Angenommen Sie sitzen in der Falle der religiösen Skrupel und denken: „Was ist, wenn ich Gott gelästert habe?" Das ist der Auslöser. Legen Sie nun die Betonung auf die *Ungewissheit* und sagen Sie stattdessen: „Ich bin mir nie gewiss, ob ich Gott lästere." Oder wenn Sie unter dem Leistungsdruck stehen, eine „perfekte" Mutter oder ein „perfekter" Vater sein zu müssen, könnten Sie: „Was ist, wenn mein Sohn von anderen Schulkindern verletzt wird?" umformulieren zu „Ich kann meinen Sohn nicht hundertprozentig vor Schaden bewahren."

Vorschläge für geplante Konfrontationen

Da Konfrontationen eine Chance bieten, die therapeutische Kapitulation vorsätzlich zu üben, sollten die Situationen einen Auslöser für Ihre Vergewisserungsfalle enthalten. Hilfreiche Beispiele für alle Gattungen finden Sie in der Tabelle.

Die Vergewisserungsfalle	Geplante Konfrontation
Aufdringliche schädliche Gedanken	Ich kann absolut nicht garantieren, dass ich meinen Mann nicht ersteche.
Immer schön aufpassen	Auch wenn ich mich noch so sehr bemühe – meine Nachlässigkeit könnte bei der Arbeit einen Brand verursachen.
Religiöse Skrupel	Ich kann mir nie sicher sein, dass ich Gott nicht beleidigt habe.
Weltliche Skrupel	In meiner Tasche habe ich einen Stift gefunden. Ob ich den gestohlen habe? Bin ich vielleicht ein Dieb?
Gesundheit	Egal, wie oft ich mich untersuchen lasse – ich bin mir nicht sicher, ob ich nicht doch Krebs habe.
Sicherheit	Meinen eigenen Kindern kann ich keine Sicherheit garantieren.
Glück	Ich bin mir nicht sicher, dass mein Mann mir treu bleibt.
Sexuelle Orientierung oder Identität	Ich könnte homosexuell sein. So oder so – ich habe keine Gewissheit.
Lautere Motive	Womöglich bin ich kein guter Mensch.
Geistig und seelisch fit	Ich weiß nicht, ob ich nicht doch langsam und unaufhaltsam dement werde.
Existenzielle Gewissheit	Das Leben könnte durchaus sinnlos und absurd sein.
Perfektionismus	Selbst wenn ich alles immer wieder überprüfe, liefert mir das keine Garantie, dass ich es richtig gemacht habe.
Richtig entscheiden	Bestimmt hat es ein günstigeres Angebot gegeben und jetzt ist mir das durch die Lappen gegangen.
Eltern unter Leistungsdruck	Mein Kind könnte meinetwegen in Schwierigkeiten geraten.

Es folgt ein Beispiel für den Ablauf einer Konfrontation.

6.3 Undenkbare Gedanken denken

Manche Gedanken sind so unangenehm, dass sie beinahe im selben Moment das Bedürfnis auslösen, jede Verunsicherung durch Kontrolle und Vergewisserung ein für alle Mal zu beseitigen.

Angenommen, Sie stecken in einer Falle der Gattung „Nichts Böses tun" und denken, die Beherrschung zu verlieren und ein Kind zu verletzen. Dieser Gedanke ist unerträglich – und eignet sich daher ideal für die geplante Konfrontation. Sie könnten ihn umformulieren, beispielsweise zu: „Ich bin mir nicht sicher, aber eventuell kann ich nicht verhindern, dass ich diesem niedlichen, süßen und unschuldigen Kind wehtue." (Beachten Sie die Betonung auf dem Ungewissen und der Verletzbarkeit des Kindes.) Das könnten Sie dann auch aussprechen, aufnehmen und abhören oder aufschreiben und sich vorlesen.

Wenn die Angst angerauscht kommt, versuchen Sie achtsam zu bleiben und die T.A.U.B.-Schritte der therapeutischen Kapitulation anzuwenden: Erkennen Sie die Angst als Anzeichen für die Falle und *trennen* Sie diese von einer echten Gefahr. (Bisher haben Sie nichts weiter getan, als den Gedanken zu formulieren, auszusprechen und aufzuschreiben.) *Akzeptieren* Sie das Gefühl der Ungewissheit. Lassen Sie sich nicht vom Inhalt der Gedanken vereinnahmen und bleiben Sie (statt beim Wortsinn) bei Ihren Gefühlen, die mit der bedrohlichen Ungewissheit zu tun haben. *Unterlassen* Sie sodann das Vergewissern: Widerstehen Sie dem Drang nach unproduktiver Vergewisserung, da diese nur unmittelbar von der Beklemmung erleichtert, die Falle jedoch verstärkt. Und zu guter Letzt: *Bleiben Sie in der Schwebe* und lassen Sie Zeit verstreichen. Gleiten Sie über Ihre Gefühle hinweg, gestatten Sie ihnen, da zu sein. Nach einer Weile wird der Drang nach Kontrolle und Vergewisserung – das Bedürfnis nach Sicherheit – nachlassen.

Glückwunsch! Sie haben gerade Ihre erste geplante Konfrontation praktiziert! Nun kann Ihr Gehirn schon ein bisschen besser mit der Ungewissheit umgehen und sie tolerieren. Sie sind auf dem richtigen Weg!

Das Undenkbare umdenken

Nicht immer ist es möglich, sich den Gedanken absichtlich auszusetzen. Da hilft es, ein wenig Farbe ins Spiel zu bringen. Sprechen Sie oder schreiben Sie den Gedanken in einer weniger geläufigen Fremdsprache. Singen Sie ihn, flüstern Sie ihn, schreiben Sie ihn rückwärts (OS AWTE!), sprechen Sie ihn mit starkem Akzent oder auf

Küchenlatein, übersetzen Sie ihn mit Google in eine Sprache, die Sie überhaupt nicht kennen. Schreiben Sie ihn auf Klebezettel und bepflastern Sie damit Ihre Wohnung. Sie wollen sich konfrontieren und tun es auf absurde Weise. Dann akzeptieren Sie das Gefühl der Ungewissheit, unterlassen Sie es komplett, sich zu vergewissern, bleiben Sie in der Schwebe und lassen Sie Zeit verstreichen.

6.4 Wie lange sollte eine Konfrontation dauern?

Darüber streiten sich die wissenschaftlichen Geister. Einerseits heißt es: „bis man nicht mehr oder deutlich weniger unter der Ungewissheit leidet" (Benito & Walther 2015). Man hört also erst auf, wenn das Unbehagen spürbar nachgelassen hat, und nimmt in Kauf, dass die Ungewissheit irgendwann wiederkommt. Diese Herangehensweise nennt man Gewöhnung.

Andere hingegen (Craske, Kircanski, Zelikowsky, Mystkowski, Chowdhury & Baker 2008) kommen zu dem Schluss: Je häufiger, desto besser. Und außerdem: Je abwechslungsreicher, desto besser. Dennoch kann die Dauer der einzelnen Konfrontationen ganz unterschiedlich sein, also von relativ kurz bis sehr lang. Es soll nicht die Belastung verringert werden, sondern die Angst davor. Was sich ändert, ist die Haltung: Statt „Ich *kann nicht* mit der Qual dieser Ungewissheit klarkommen" sagen Sie nun: „Ich *kann* mit dieser Qual klarkommen". Am meisten ist gewonnen, wenn die erwartete Qual ausbleibt und die Erkenntnis einsetzt, dass mehr Flexibilität und Zuversicht die anfängliche Qual wert sind. Die Konfrontationen werden erträglicher und machen bereitwilliger für Ungewissheit und den Verzicht auf das Vergewissern und Nachkontrollieren.

6.5 Weitere Gelegenheiten für absichtliches Training

Seien Sie kreativ. Denken Sie daran: Mit jeder Minute, in der Sie das Gefühl der Ungewissheit hinnehmen, arbeiten Sie auf den Punkt hin, an dem Sie Ihr Problem damit überwunden haben. Nun wollen wir uns anschauen, welche Möglichkeiten für absichtliches Training noch für Sie infrage kommen.

Selbst ist der Mensch!

Sie können sich den Zugang zum Vergewissern und Nachkontrollieren versperren. Erstellen Sie dazu eine Liste aller Zugänge, die Sie im Alltag verwenden, und zwar indem Sie eine Woche lang die Arten notieren, auf die Sie sich unproduktiv vergewissern. Dann entscheiden Sie, mit welchen Sie aufhören wollen und für wie lange. Seien Sie so präzise wie möglich, denn je genauer Sie sich selbst verstehen, desto geringer die Gefahr, dass Sie einen Rückzieher machen oder im entscheidenden Moment den Mut verlieren. Denn, wie Sie selbst feststellen werden, verstärkt die Blockade aller Zugänge zur Vergewisserung die Zweifel und die Ungewissheit und damit auch die Qual – und das ist eine fabelhafte Gelegenheit zum Üben der therapeutischen Kapitulation!

Hier nun einige Vorschläge:

- Schalten Sie Telefone und Computer aus. Machen Sie einen Termin dafür und legen Sie auch die Dauer und den Zeitpunkt fest. Zwei Stunden nach dem Abendessen? Könnten sie das Telefon zu Hause abschalten, wenn Ihre Kinder unterwegs sind? Oder wenn Sie selbst unterwegs sind? (Übrigens: Noch vor zwanzig Jahren hatte so gut wie niemand ein Handy und vor dreißig so gut wie niemand einen Computer, und die Welt ist seitdem nicht ungefährlicher geworden.)
- Verschenken Sie Ihr Blutdruckmessgerät, Fieberthermometer und Fitnessarmband. Wie oft müssen Sie Ihren Blutdruck eigentlich messen? Fragen Sie eine vertrauenswürdige medizinische Fachkraft. Befolgen Sie ihren Rat und lassen Sie den Blutdruck dann in der Apotheke messen. Machen Sie die Vergewisserung auf diese Weise produktiv und freuen Sie sich über diese tolle Gelegenheit zu üben!
- Und wie wäre es, wenn Sie eine Woche, einen Tag, eine Stunde lang die Finger von sozialen Medien lassen? Dehnen Sie die Zeit unbedingt aus. Generell gilt ja die Regel, je länger desto besser. Demaskieren Sie Ihre Angstbefürchtung! Und was ist mit E-Mails? Können Sie sie lesen, ohne darauf zu antworten? Oder sie vierundzwanzig Stunden lang nicht lesen?
- Kaufen Sie etwas im Internet, ohne sich ausführlich darüber informiert und ohne sich vorher an den Bewertungen orientiert zu haben. Innerhalb von fünf Minuten.
- Schließen Sie die Wohnungstür absichtlich nicht ab. Schaffen Sie das? Und wenn Sie ein Haus für sich haben, versuchen Sie das mit der Hintertür. Immer noch zu schwierig? Dann mit Ihrem Auto? Einem Fenster?
- Gehen Sie ohne nach dem Herd zu schauen ins Bett. Oder schauen Sie halt nach, aber nur einmal ganz sorgfältig und mit Bedacht. Gehen Sie danach nicht in die Küche zurück. Machen Sie sich klar, dass auch der Versuch, sich genau an die

letzte Kontrolle zu erinnern, eine Form der Kontrolle ist. Konzentrieren Sie sich in diesem Fall auf den dritten T.A.U.B.-Schritt.

Und noch ein wichtiger Punkt: Manchmal stellt man zwar fest, dass man sich in der Falle und nicht in Gefahr befindet, doch ohne das Gefühl der Ungewissheit willkommen zu heißen oder das Vergewissern zu unterlassen: („Naja, vielleicht habe ich mich geirrt. Vielleicht war das wirklich gefährlich. Zum Glück habe ich das nachgeprüft. Wer weiß, welche Katastrophe sonst passiert wäre!") Schreiben Sie für diese Runde großzügig Ihrer Falle den Sieg zu und versprechen Sie, es nächstes Mal besser zu machen.

- Fliegen Sie nächste Woche irgendwohin? Klicken Sie den Wetterbericht weg, deaktivieren Sie die Benachrichtigungsfunktion und gehen Sie nie auf flightturbulence.com!
- Wenn Sie wieder und wieder nachschauen müssen, dass Ihnen nicht das Benzin ausgeht, überkleben Sie die Tankanzeige. Schalten Sie die akustische Warnfunktion ab. Leben Sie in Ungewissheit. Vertrauen Sie Ihrem Bauchgefühl, wann es Zeit fürs Auftanken ist.
- Falls Sie sich vergewissern wollen, dass Sie Ihrem Kind nichts angetan haben, setzen Sie sich allein für etwa eine Stunde an sein Bett und lassen Sie Ihre Gedanken schweifen anstatt sie auf eine mögliche Untat zu fokussieren.

Seien Sie kreativ. Sie wissen ja schon, was nötig ist, um sich der Ungewissheit auszusetzen und sie aushalten zu lernen, und brauchen es sich nur noch zu vergegenwärtigen. Ein bisschen Humor bei der Lektüre und den Übungen schadet im Übrigen nicht. Sich die Absurdität und Komik der Probleme vor Augen zu führen hilft, sich besser vom Inhaltlichen zu lösen. So erleichtert das achtsame Abstandnehmen die geplante Konfrontation.

6.6 Die Vergewisserung durch andere Menschen blockieren

An einem bestimmten Punkt des Veränderungsprozesses ist es äußerst hilfreich, diejenigen Menschen miteinzubeziehen, bei denen Sie sich vergewissern. Dazu schließen Sie mit ihnen einen, wie wir das nennen, „Odysseus-Pakt".

Der Odysseus-Pakt: Geben Sie sich zu erkennen

In der griechischen Sage werden Seeleute vom Gesang der Sirenen verzaubert, damit sie ihr Schiff auf eine Insel zusteuern und an ihrer Felsküste zerschellen. Odysseus aber wollte sie trotzdem singen hören. Also schloss er mit seinen Männern folgenden Pakt: Sie sollten ihn an den Mast binden, Wachs in ihre Ohren stopfen und sobald der Sirenengesang in Hörweite rückte, sich seinen Befehlen widersetzen und weiterfahren, „was ich auch sage". Als er den verlockenden Gesang der Sirenen vernahm, bettelte er darum, losgebunden zu werden, doch seine Männer hörten nicht auf ihn und segelten unversehrt an der Insel vorbei. Wie abgesprochen hatten sie der Versuchung widerstanden, indem sie sich T.A.U.B. stellten.

Auf diese Weise könnten auch Sie mit den Menschen, die Ihnen am häufigsten unproduktive Gewissheit verschaffen, einen Pakt schließen. Etwa so:

Ich muss dir gestehen, dass ich unter Vergewisserungszwang leide. Dir ist wahrscheinlich schon aufgefallen, dass ich ... [nennen Sie ein typisches Beispiel für eine Situation, in der Sie sich bei dieser Person vergewissern]. Ich möchte aber daran arbeiten. Hilf mir bitte, damit ich dem Drang widerstehe. Wenn Du mich dabei ertappst, gib nicht nach, sondern antworte: „Ist das jetzt Odysseus?" Oder: „Weißt du noch? Du wolltest doch keine Rückbestätigung mehr von mir." Oder: „Jetzt sind wir wieder so weit, stimmt's?" Oder: „Sollten wir jetzt an Stimme der Vernunft übergeben?" oder irgendetwas anderes in der Art. Ich werde vielleicht flehen, betteln, schreien oder leugnen, dass ich mich unproduktiv vergewissern will. Vielleicht stelle ich die Frage auch so, dass sie unverfänglich klingt, und ich versuche, dich zu manipulieren, damit du etwas sagst, das meine Angst beschwichtigt. Womöglich spiele ich sogar die Karte „Nur dieses eine Mal noch, weil du mich liebst". Ich werde dir auch nicht drohen – Ehrenwort! Es wäre hilfreich, wenn du mich zum Lachen bringen, mich umarmen oder Mitgefühl für meine Ängste zeigen könntest. Hauptsache, du gibst mir nicht die erbetene Versicherung, selbst wenn ich wütend oder verzweifelt wirke – aber ich muss das wirklich üben. Und selbst wenn es nicht immer klappt – gemeinsam werden wir es schaffen.

Hier eine Kostprobe für einen Odysseus-Pakt-Dialog:

Der Bangemacher: Ich muss jetzt sofort wissen, ob Jane mir das, was ich ihr vor vier Jahren mal gesagt habe, wirklich verziehen hat. Ich habe mich mehrmals dafür entschuldigt und jedes Mal hat sie bestätigt, dass sie mir schon damals verziehen hat, aber ich denke immer wieder, dass sie mich seitdem nicht mehr achtet und unsere Beziehung ruiniert ist. Können wir das besprechen? Ich muss mir total klar sein.

Hilfsbereite Freundin: Du fragst das schon wieder? Echt? Stimme der Vernunft, kannst du bitte auch mal was sagen?

STIMME DER VERNUNFT: Gut, dass du dich an mich erinnert hast, hilfsbereite Freundin. Also, Bangemacher, weißt du noch, wie du ihr von deinem Unsicherheitsproblem erzählt hast, dass es dir schadet, wenn du dich vergewisserst, und du versuchst, ohne dem zurechtzukommen?

DER BANGEMACHER: Ja, ich weiß, aber mir sind wieder Zweifel gekommen und ein kleines Wort der Versicherung genügt, und schon fühle ich mich gleich viel wohler. Jane schien irgendwie sauer zu sein, als ich bei ihr vorbeigeschaut habe.

STIMME DER VERNUNFT: Du hast doch deiner Freundin von der Vergewisserungsfalle erzählt, erinnerst du dich? Du hast sie gebeten, nicht darauf einzugehen, wenn du darum bittest und bettelst, „nur dieses eine Mal noch"?

DER BANGEMACHER: Ja schon, aber ich wusste nicht, wie schwer das ist, und es braucht doch nur einen Moment. Letztes Mal hat sie mir erzählt, dass Jane die ganze Sache wahrscheinlich schon längst vergessen hat. Und was du damals gesagt hast, war sowieso nicht so schlimm. Aber ich werde das Gefühl nicht los, dass ich es mir endgültig mit ihr verscherzt habe. *Bitte*, wenn du mich magst, dann ignoriere, was ich dir gesagt habe, und hilft mir jetzt!

HILFSBEREITE FREUNDIN: Ich halte mich an deine Anweisung und mache das, was du mir erklärt hast, umarme dich und lasse mich nicht in eine weitere Unterhaltung über den Vorfall vor vier Jahren verwickeln. Du wolltest, dass ich dir sage: „Das tut jetzt vielleicht ein bisschen weh, aber du bist stark genug, um mit dem Gefühl der Ungewissheit fertigzuwerden." Sollen wir Pizza bestellen?

6.7 Mission „Suche und zerstöre"

Hiermit können Sie auch die allerletzten Reste Ihres Kontrollticks vom Tisch wischen. Wenn Sie zu unproduktiver Vergewisserung neigen, dann tun Sie das wahrscheinlich täglich, und selbst wenn Sie diese Angewohnheit schon größtenteils abgelegt haben, bleibt doch noch immer etwas davon zurück. Sie merken es nur nicht, weil Sie es automatisch tun. In diesem Fall raten wir dazu, sich immer wieder vor Augen zu führen, dass unproduktives Vergewissern die Falle überhaupt erst zuschnappen lässt.

Notieren Sie alle Male, an denen Sie sich immer noch unproduktiv vergewissern, egal wie klein und nichtig. Sie werden staunen, wie lang die Liste wird, wenn Sie achtsam dabei vorgehen und auch subtile Vorkommnisse berücksichtigen, wie etwa den kurzen Blick auf das Sicherheitszertifikat beim Betreten des Fahrstuhls oder auf das Gesicht einer Kollegin, der Sie gerade etwas vorschlagen. Die meisten *Vergewisserungsjunkies* können Dutzende, wenn nichts sogar Hunderte von kleinen, aber feinen und trotzdem unproduktiven Versuchen auflisten, die ihrem Bedürfnis nach mehr Sicherheit Zucker geben. Wenn Sie es darauf anlegen, werden Sie das bestimmt schaffen.

Gehen Sie nun Ihre Liste Punkt für Punkt durch. Streichen Sie einen nach dem anderen aus. Wahrscheinlich werden Ihnen dabei noch weitere einfallen. Immerhin bleiben Sie dadurch auf dem Laufendem. Aber nicht nur das: Es hilft Ihnen außerdem, die hart erkämpften Fortschritte auf dem Weg in die Freiheit aufrechtzuerhalten. Denn wer sich auf die Such- und Zerstör-Mission begibt, fällt unter Stress seltener in die alte Gewohnheit zurück, verstrickt sich bei brandneuen Fallen weniger mit dem Inhalt und erholt sich schneller von Rückschlägen.

Es geht voran

In diesem Kapitel haben wir die Durchführung geplanter Konfrontationen und die vier achtsamen T.A.U.B.-Schritte der therapeutischen Kapitulation beschrieben, deren Übung Ihr Gehirn lehrt, anders auf Ungewissheit zu reagieren und aus der Eigendynamik der unproduktiven Vergewisserung auszusteigen.

Im nächsten Kapitel werden wir einige der Einstellungen und Muster erläutern, die den Fortschritt behindern.

7. Hindernisse auf dem Weg der Besserung

Was Sie für diesen Ansatz benötigen, ist sowohl die Einstellung, das Unbehagen bereitwillig auf sich zu nehmen, als auch das Vertrauen, dass er sinnvoll ist und funktioniert, auch wenn es auf den ersten Blick beunruhigt, sich den Zugang zu allem, woraus man vorrübergehend Trost schöpft, zu versperren. Es bringt aber langfristig Vorteile, und diese zu kennen wird Sie ein gutes Stück voranbringen.

Weil es zunächst so schwierig ist, für den eindringlichen Ruf nach Gewissheit T.A.U.B. zu bleiben, wollen wir uns nun mit diesen Hindernissen beschäftigen, zuerst mit denen, die am weitesten verbreitet sind, und anschließend mit komplexeren.

7.1 Weitverbreitete Hindernisse

Hindernis 1: Woher weiß ich sicher, dass es funktioniert?

Gar nicht! Es gibt ja eben keine Garantie. Das Einzige, das Sie sicher wissen, ist: Was Sie bisher getan haben, ändert nichts. Es geht Ihnen immer noch schlecht, sonst würden Sie nicht dieses Buch lesen. Es braucht wohl den vertrauensvollen Ruck, das Risiko einzugehen, trotz unausgeräumter Zweifel weiterzumachen. Dieses Buch basiert auf aktuellen psychologischen Forschungsergebnissen und unserer ausgiebigen Erfahrung in der Arbeit mit Patient*innen, doch ohne Vertrauensvorschuss werden Sie sich auf all das gar nicht erst einlassen. Gefährlich ist es (soweit wir wissen) nicht, aber (sicher) fühlt es sich für Sie nicht ganz ungefährlich an. Wir hoffen, dass Sie es trotzdem wagen und als Chance betrachten.

Wessen wir uns relativ gewiss sind: So sehr Sie am Nutzen dieses Ansatzes auch zweifeln – mit relativer Sicherheit wird Ihre alte Methode nicht helfen. Wer nicht wagt, der nicht gewinnt.

Hindernis 2: Ein bisschen hilft meine Art der Bewältigung schon. Warum sollte ich sie also sein lassen?

Eine sehr nachvollziehbare Haltung – abgesehen von der Tatsache, dass es genau an dieser scheinbaren Bewältigung liegt, dass die Falle zu bleibt und das Unbehagen immer wiederkehrt. Illusorische Gewissheit und unmittelbare Erleichterung führen nicht zu mehr Selbstvertrauen, zu einem besseren Umgang mit Ungewissheit oder

der Akzeptanz von Zweifeln oder besorgten Gedanken. Eine Weile lang heroisch die Zähne zusammenzubeißen, bis man mal wieder nachschauen darf, ist keine Haltung im Sinne der therapeutischen Kapitulation.

Das Üben der vier T.A.U.B.-Schritte erfordert hingegen das Loslassen von alten (und zumeist wirkungslosen) Bewältigungsstrategien. Festhalten läuft dem Einstellungswandel unterschwellig zuwider. Unangenehme Gefühle „zulassen“ und sich dann doch wieder vergewissern, ob sie wirklich weg sind, geht in die falsche Richtung: Die vier Schritte dienen dazu, die Ungewissheit zu spüren und sie *gleichzeitig* auszuhalten, es geht nicht um die Beseitigung der Angst vor der Ungewissheit. Ihr langfristiges Ziel muss es sein, sich mit dem Gefühl, etwas nicht genau zu wissen oder sich nicht sicher zu sein, bereitwilliger anzufreunden. Und während dieser Umstellung werden Sie fürwahr mehr Angst haben.

Stellen Sie sich das einmal so vor: Sie befinden sich auf einem Anlegesteg und wollen Kahn fahren. Sie setzen ein Bein in den Kahn, er rutscht weg – und wenn Sie nicht schnell den, für einen kurzen Moment zwar gefährlichen, Schritt wagen und das zweite Bein nachsetzen, fallen Sie ins Wasser. Wenn Sie das Buch bis hierhin gelesen haben, stehen Sie bestimmt schon mit einem Bein im Kahn. Und nun ist es Zeit zu springen, im Vertrauen, dass dieser neue Weg besser als der alte ist. Zugegeben, am Anfang gruselt man sich, aber das ist die Sache allemal wert.

Hindernis 3: Ich halte Zweifel für eine Warnung vor Problemen. Man darf sie nicht ignorieren.

Der Mensch ist voll innerer Zwiespälte und Konflikte. So unlogisch das auch scheinen mag – oft widersprechen sich unsere Emotionen, Wertvorstellungen und Prinzipien und ziehen in unterschiedliche Richtungen, und zwar alle gleichzeitig! So fühlt es sich an, wenn man zweifelt. Lassen Sie die ganze Bandbreite gegensätzlicher Wahrnehmungen zu und filtern Sie sie so, dass Sie eine Entscheidungsgrundlage bekommen, nach der Sie – nach bestem Gutdünken – handeln können. Sollten Sie einmal felsenfest von einer Sache überzeugt – und komplett zweifelsfrei – sein, lassen Sie aller Wahrscheinlichkeit nach einen Teil Ihrer zwiespältigen Gefühle, Überzeugungen oder Werte außer Acht. Wir zitieren das Lebensmantra der Mutter einer Patientin von Dr. W.: „So sehr du diesen Moment der absoluten Klarheit auch suchst – du wirst ihn nie erleben.“

Zweifel zu haben ist kein Zeichen, dass etwas nicht stimmt, sondern dass man allen Signalen, Zeichen und Informationen, die über die Sinne hereinströmen, gleich viel Aufmerksamkeit schenkt. Der Zweifel ist eine notwendige Zutat für bestes Gutdünken. So heißt es, nur Narren und Fanatiker seien sich ihrer selbst ganz sicher, doch die Weisen voller Zweifel. Sogar Mutter Teresa zweifelte an der Existenz Gottes, was sie aber nicht darin hinderte, im Einklang mit ihren Werten zu leben.

Jeder Mensch hat ständig Zweifel und toleriert sie, ohne sein Verhalten zu ändern. Zum Beispiel wissen wir nie, ob eine Freundin sich wirklich hundertprozentig loyal verhält. Doch wir entscheiden uns dafür, ihr zu vertrauen, und wappnen uns für etwaige Zweifelsmomente – nicht, weil wir meinen, ein unterschwelliges Gefahrensignal gehört zu haben, sondern weil wir in Kauf nehmen, dass es zwar unwahrscheinlich ist, aber dennoch jederzeit etwas schiefgehen *kann*. Wie kompliziert wäre das Leben, wenn man bei jedem Fragezeichen, das einem zufällig durch den Kopf schwirrt, auf der Stelle stehen bleiben müsste!

Hindernis 4: Ich sehe mich in der Verantwortung, mich gegen alle Gefahren zu wappnen, auch gegen die noch so unwahrscheinlichen.

In der Vergewisserungsfalle empfinden sich die meisten als hilflos und sind beunruhigt, verunsichert und voller Zweifel an ihrem Urteilsvermögen. Trotzdem bilden sie sich ein, alle Gefahren unter Kontrolle bringen und abwenden zu können. Mal Hand aufs Herz: Glauben Sie ernsthaft, dass Sie so viel Macht haben? Gerade wenn es hart auf hart kommt? Und können Sie wirklich immer perfekt sein?

Wie sehr wir uns bemühen – unseren Möglichkeiten, uns vor allen Gefahren der Welt zu schützen, sie zu registrieren, zu verhindern und zu beseitigen, sind Grenzen gesetzt. Und je mehr Energie wir in diese aussichtslose Sache stecken, desto höher ist der Preis, den wir dafür zahlen. Denn das Streben nach absoluter Sicherheit, wie auch immer sie zustande kommt (siehe Kapitel 3 über die verschiedenen Fallenarten), geht immer nach hinten los.

Echte Katastrophen kann man sowieso weder voraussehen noch sich dagegen wappnen. Sich vorher Sorgen zu machen hilft nicht. Gefahren lauern an allen Ecken und schlagen meist unangemeldet zu. Man kann sich einfach nicht für alle Eventualitäten rüsten.

Unser Ziel lautet: *Alles in Maßen.* Seien Sie vorsichtig, *aber in Maßen.* Schützen Sie sich vor Gefahren, *aber in Maßen. Wägen Sie Ihre Mühe gegen den Preis ab, den Sie für Ihre Wachsamkeit bezahlen.*

Hindernis 5: Ich habe schon mal einen Fehler gemacht, der verheerende Folgen hätte haben können; noch einer darf mir nicht passieren.

Natürlich haben Sie Fehler gemacht! Niemand macht keine! Manche sind trivial, andere folgenreich. Und manche *hätten verheerende Folgen haben können*, und dann schreiben wir uns hinter die Ohren, dass wir das nächste Mal besser aufpassen. Und ja, manchmal richten Fehler tatsächlich Schlimmes an. Dann packen wir den Stier bei den Hörnern, so gut wir können.

Aber zu schwören, niemals wieder einen Fehler zu begehen, ist der schlechteste Umgang damit. Das führt geradewegs in die Vergewisserungsfalle. Erstens sind Fehler unvermeidbar und außerdem lernt man daraus. Fragen Sie mal Medizinstudierende im praktischen Jahr, wie viele Fehler ihnen unterlaufen, bis sie ihre Sache beherrschen. Anders kann man es nicht lernen.

Zweitens kann man nur dann ganz sicher vor Fehlern sein, wenn man gar nichts mehr tut und zur Salzsäule erstarrt. Wollen Sie wirklich aufhören zu leben, um Fehler zu vermeiden? Hoffentlich nicht! Unser Ziel ist, dass Sie mit Ungewissheit leben können, einschließlich der Möglichkeit, Fehler zu machen.

Hindernis 6: Es gibt nur richtig oder falsch, perfekt oder mangelhaft, keine Grauzone dazwischen, kein Vielleicht.

Wer nach diesem Prinzip lebt, übersieht die vielen verschiedenen Perspektiven, die das Leben zu einer interessanten Herausforderung machen. Tatsächlich ist beinahe gar nichts vollkommen richtig oder vollkommen falsch. Alles übrige sind Nuancen.

Wie die Redensart „Das Bessere ist des Guten Feind" richtig vermuten lässt, schränkt Perfektionismus massiv ein. Er erlaubt keinen Spielraum, um aus Fehlern zu lernen und mit wachsender Erfahrung zu reifen. Auch ist kein Meister – egal welchen Faches oder Metiers – je vom Himmel gefallen, alle fangen von vorne an und allen unterlaufen beim Lernen Anfängerfehler. Wer entlang von alles oder nichts denkt, glaubt: Keine Perfektion anzustreben senkt Maßstäbe und lässt Mittelmäßigkeit zu. Am besten lernt jedoch, wer nicht perfekt, sondern ziemlich gut werden will.

Den Spruch „Gib dein Bestes!" hören viele nicht gern. Sie sagen: „Mein Bestes – was ist das denn? Hätte ich mir mehr Mühe geben können? Ich fühle mich wie ein Versager, denn hätte ich mich mehr angestrengt, wäre ich bestimmt besser gewesen." Vergessen Sie nicht: Sie können sich sowohl Disziplin abverlangen als auch nachsichtig mit sich selbst sein.

Versuchen Sie es einmal mit „gut genug", „passabel", „passt schon" oder „ausreichend" statt „am besten" oder „perfekt", denn Fehler können Sie nur vermeiden, wenn Sie gar nichts tun!

Wie Geistliche aller Konfessionen in Übereinstimmung mit ethisch und philosophisch Bewanderten zugeben, mag es zwar theoretisch ein Ideal des perfekten Verhaltens geben, doch praktisch machen die Zusammenhänge, Grenzen und Komplikationen, denen alles unterworfen ist, es unmöglich.

Hindernis 7: Ungewissheit halte ich nicht aus. Ich bin zu empfindlich dafür, nicht stark genug.

Hier fürchten Sie sich schon im Voraus vor Ihrer Angst. „Halte ich nicht aus" ist nur ein Gedanke. Was wie eine Tatsache klingt, ist nur Ihre Vorstellung, die Ihnen bange macht. Versuchen Sie es einmal hiermit: „Ich habe den Gedanken, dass es mich überfordert, wenn ich mir einer Sache nicht ganz sicher bin (oder etwas nicht genau weiß)." Und indem Sie dies sagen, sind Sie *schon nicht mehr* überfordert. Sie halten es ja doch aus. Und Sie haben es schon lange „ausgehalten", oft allein und voller Angst. Nur wurde auf diese Weise Ihr Leiden noch größer. Lassen Sie die Hunde bellen und ziehen Sie weiter. Nur dieser Weg führt aus der Falle.

Vielleicht halten Sie sich für zu schwach, weil Sie so sehr leiden. Doch weder das missliche Gefühl, machtlos in einer Sackgasse zu stecken, noch die Überzeugung, dass Vermeidung hilft, ist ein Beweis für Empfindlichkeit oder Schwäche. Es sind einfach nur Gefühle und Überzeugungen.

Genauso wenig sagt die Stärke des Schmerzes etwas über den Ernst der Lage aus. So kann ein Körnchen zwischen den Zähnen höllisch wehtun, ein Krebsgeschwür aber unbemerkt bleiben. Wie sehr Sie Ihre Angst, Ihr Kontrollzwang und Ihre Sicherheitssucht belastet, ist ein Maß für Ihr Leid und steht in keinem Zusammenhang damit, wie stark Sie in Wirklichkeit sind.

Hindernis 8: Die Vorstellung von einem „kalten Vergewisserungsentzug" widerstrebt mir zutiefst.

Die gute Nachricht lautet: Er muss nicht kalt sein! Um Ihnen den T.A.U.B.-Schritt 3 (Unterlassen Sie das Vergewissern) zu erleichtern, folgender Tipp: Stellen Sie sich vor, Sie bekommen jede Woche ein Heft mit Vergewisserungsgutscheinen[1], das erste mit fünf (oder auch mehr, das entscheiden Sie), das zweite mit vier und so weiter. Einlösen können Sie sie bei sich selbst oder anderen, und zwar indem Sie ausdrücklich sagen: „Hiermit löse ich einen Gutschein ein." Da er so kostbar ist und Sie ihn nur höchst ungern hergeben, beraten Sie sich vorher mit Stimme der Vernunft, ob das wirklich unbedingt und auf der Stelle nötig ist. So lernen Sie, auf alte Muster zu achten und sie abzulegen, denn schließlich wollen Sie Ihre Gutscheine ja nicht aus Versehen an unproduktive Vergewisserung verschwenden!

Die Gutscheinmethode verdeutlicht, welch ein zweischneidiges Schwert jede unproduktive Vergewisserung ist, mit ihrer sofortigen Erleichterung, die langfristig aber schadet. Die Methode hilft Ihnen außerdem, mehr und mehr selbst zu bestimmen, wann und wo Sie sich mit Nachfragen vorübergehend Ruhe verschaffen. Und Ihren

1 Mit Dank an Carl Robbins, den Urheber dieser Idee.

frustrierten Mitmenschen hilft es auch, zur Lösung Ihres Problems beizutragen, denn wieder und wieder der Versicherung zu bedürfen kann für andere ganz schön nervig sein.

Hindernis 9: Wenn ich von anderen Bestätigung bekomme, fühle ich mich von ihnen geliebt; wenn nicht, empfinde ich das als Missachtung, bin verletzt und wütend.

Wer Sie mag, wird Ihnen helfen und Sie beruhigen wollen. Deshalb empfehlen wir, den anderen zu erzählen, was Sie gegen die Ängste und Schuldgefühle, unter denen Sie leiden, zu tun gedenken. Erklären Sie ihnen, dass Sie sich schon lange erfolglos mit diesem Problem herumschlagen und warum die gewohnte Rückversicherung auf Dauer nicht greift. Bitten Sie sie, nicht mehr so zu reagieren. Und vergessen Sie nicht: Sich den Zugang zum Vergewissern zu erschweren ist Ihre Entscheidung. Wenn die anderen sich also in Zukunft nicht mehr als so „freundlich" erweisen, dann nicht, weil sie Sie aufgegeben, die Geduld verloren oder von den sich ständig im Kreis drehenden Gesprächen die Nase voll haben. Im Gegenteil – sie respektieren Ihre Willenskraft und Entschlossenheit, anders mit Ungewissheit und Unsicherheit umzugehen.

Wenn Sie sich darauf verlassen, dass Vermeintliche Beruhigung oder Ihre Mitmenschen Ihnen die Angst nehmen, dann werden Sie davon abhängig. Sie können Ihrem eigenen Urteilsvermögen nicht mehr trauen und werden gerade auch im Alltag immer unsicherer und hilfloser. Ständiges Vergewissern schadet dem Selbstvertrauen. Die ursprünglich gut gemeinte geduldige, liebevolle, hilfreiche, selbstlose oder großzügige Botschaft wandelt sich zu „*Ich weiß, du brauchst mich*, also bin ich für dich da – versprochen." Und dann zu: „*Ich weiß, du brauchst mich*, also bist du unfähig, schwach und bedürftig." Und so bekommt der Kreislauf ein Eigenleben. Wir nennen das „*unbeabsichtigt verächtliche Fürsorge*". Natürlich ist die Verachtung gar nicht gewollt, sondern Liebe, Geduld und Unterstützung. Aber unterschwellig klingt es, als käme man alleine nicht zurecht.

Hindernis 10: Das funktioniert nicht. Ich bin einfach zu ungeduldig für so etwas.

Aber genau an dieser Ungeduld wollen Sie doch arbeiten! Die Ungeduld, die Unfähigkeit zur Verlangsamung, das Gefühl der Dringlichkeit sind ja Aspekte der Angst, die das zwanghafte Kontrollieren und Vergewissern antreiben. Wenn Sie glauben, dass Sie nicht lernen können, dann ist das so, als wollten Sie studieren, aber kein einziges Seminar besuchen, weil Sie von vornherein überzeugt sind, dass Sie die Abschlussprüfung eh nicht schaffen. Die Haltung der therapeutischen Kapitulation kann das ändern. Das Unterlassen der paradoxen Bemühung führt zu kleinen Aha-Erlebnissen, wenn Sie merken: Es geht mir besser, wenn ich mich weniger anstrenge. Höchstwahrscheinlich werden Sie dies erst glauben, wenn Sie es am eigenen Leib erfahren. Die Ungeduld, die Sie jetzt empfinden, hat jedenfalls nichts mit der Effektivität der Methode zu tun.

Den Fehlalarm Ihrer Amygdala werden Sie trotzdem wohl oder übel noch eine ganze Weile lang zu hören bekommen. Denken Sie daran, dass Sie für bestimmte Zweifel sensibilisiert sind. Während Sie die vier achtsamen (T.A.U.B.-)Schritte der therapeutischen Kapitulation üben, lernt Ihr Gehirn, anders zu reagieren. Mit jedem Mal, wo Sie etwas weniger sensibel reagieren, wird es leichter. Und mit der Zeit wird Ihre Ungeduld nachlassen.

Hindernis 11: Ich habe Achtsamkeitsmeditation schon ausprobiert. Ich kann das nicht.

Ein Patient sagte: „Dieser Achtsamkeitskram ist mir zu schwer. Im Fitnesscenter habe ich mal an einer Achtsamkeitsmeditation teilgenommen und das einfach nicht gekonnt. Bei mir ist Hopfen und Malz verloren."

Stimmt nicht! Und wir werden Ihnen das auf der Stelle beweisen, in drei Schritten und einer Minute. Bevor Sie anfangen, lesen Sie sich erst das Folgende durch.

1. Setzen Sie sich bequem hin.
2. Schließen Sie die Augen und atmen Sie normal.
3. Zählen Sie fünf Atemzüge.
4. Wie es auch gelaufen ist – es war gut so. Keine Kritik.

Das war's schon! Sie haben gerade achtsam Ihren Atem wahrgenommen! So einfach ist das: eine angeborene Fähigkeit, die Sie üben und verbessern können. Fangen Sie dort an, wo Sie sich befinden, und arbeiten Sie sich nach und nach weiter vor.

Eine ausgezeichnete Einführung in die Achtsamkeitspraxis bieten beispielsweise die Videos von Jon Kabat-Zinn (gratis auf https://themindfulnesssummit.com/sessions/9-powerful-meditation-tips-jon-kabat-zinn/ oder youtube) oder Bücher wie *Stressbewältigung durch Achtsamkeit: das MBSR-Praxisbuch* (Stahl, Goldstein & Kabat-Zinn 2010).

Inzwischen gibt es auch einige sehr gut bewertete Apps zur Übung von Achtsamkeit. Manche sind gratis, andere kostenpflichtig. Einige Vorschläge, in alphabetischer Reihenfolge: 7Mind, Breathe & Think, Breathing Zone, Calm, Du hast Pause, Headspace und Stop.[2]

2 Empfehlungen für Apps zu geben, die über längere Zeit Bestand haben, ist sehr schwierig. Deshalb kann diese kurze Liste nur als Momentaufnahme (Stand 2021) verstanden werden. Es lohnt sich immer, den aktuellen Stand zu recherchieren (Anm.d.Verlags).

7.2 Komplexe Hindernisse

Der Co-Zwanghaftigkeitstanz

Wenn andere unter dem Deckmantel von Mitgefühl, rationalen Argumenten, Vorschlägen für Bewältigungsstrategien und sachdienlichen Hinweisen unabsichtlich unproduktive Versicherungen abgeben, ist das unserer Meinung nach nicht nur Beihilfe zu unproduktiver Vergewisserung, sondern führt auch in die *Co-Zwanghaftigkeit* (Vermeintliche Beruhigung beherrscht das aus dem Effeff). Angenommen, Sie erzählen Ihren Mitmenschen von einem Problem, das Sie haben, etwas, worin Sie sich unsicher sind, und jemand will Ihnen aus Freundlichkeit helfen und redet bestärkend auf Sie ein. Da dies jedoch unproduktiv ist, sind Sie nur kurz erleichtert und vergewissern sich nun erst recht. So spricht man über die Zweifel, als wären sie das inhaltlich wert. Doch der Versuch, eine unbeantwortbare Frage zu beantworten, honoriert nur das unmöglich zu befriedigende Verlangen nach Gewissheit. Weil es keine Lösung gibt, drehen sich alle immer weiter im Kreis und am Ende sind Sie noch stärker verunsichert. Sie an die vier T.A.U.B.-Schritte zu erinnern wäre hilfreicher.

Es folgt ein Dialog zwischen zwei co-zwanghaften Freundinnen.

ANDREA: Ich kriege diesen Gedanken nicht aus dem Kopf. Er macht mich verrückt.

JOAN: Was für ein Gedanke denn?

ANDREA: Na, da war doch diese Rückrufaktion von Römersalat wegen Kolibakterien, drüben in Kalifornien. Mir ist irgendwie, als hätte ich einen Riesenfehler gemacht, aber ich kann mich nicht genau erinnern. Ich glaube, ich habe meiner Nichte vor zwei Wochen Römersalat zu essen gegeben. Ich sage mir, wir hier an der Ostküste sind ja nicht direkt davon betroffen, aber was ist, wenn der Salat aus Kalifornien kam und mir das entgangen ist, weil ich vor zwei Wochen nicht auf die Herkunft geachtet habe.

JOAN: Ich glaube, es besteht kein Grund zur Sorge. Wenn das vor zwei Wochen war, dann wäre deine Nichte ja inzwischen krank.

ANDREA: Auch wieder wahr. Aber gestern hatte sie Bauchweh, sagt meine Schwester. Vielleicht bin ich daran schuld.

JOAN: Du kannst doch nichts dafür, zu der Zeit gab es die Rückrufaktion noch nicht. Und bei uns sowieso nicht. Jedenfalls kann ich mich an keine erinnern. Warum erkundigst du dich nicht? Dann bist du ganz sicher.

ANDREA: Aber nach zwei Wochen ist das eh vorbei, oder nicht?

JOAN: Doch, ganz bestimmt. Aber wenn du dir ganz sicher sein willst, dann schau im Netz nach.

ANDREA: Hab ich schon, das hat mich aber so aufgeregt, dass ich nicht weiterlesen konnte. Kannst du das nicht für mich tun?

JOAN: Klar! Wozu sind Freundinnen da? War es denn auch ganz bestimmt Römersalat?

ANDREA: Ich glaub schon, aber sicher bin ich mir nicht.

JOAN: Lebensmittelgeschäfte speichern doch alle Daten von Einkäufen im Computer. Vielleicht könntest du dort anrufen und fragen, ob du vor zwei Wochen Römersalat gekauft hast.

ANDREA: Halten die mich dann nicht für verrückt?

JOAN: Aber nein! Soll ich das machen?

ANDREA: Oh ja, bitte. Vielen Dank. Ich brauche einfach Gewissheit.

JOAN: Könnte sein, dass deine Schwester das dem Gesundheitsamt melden muss.

Leider ist ungewollte Co-Zwanghaftigkeit auch in Therapie- und Beratungsgesprächen verbreitet, wenn man als Berater*in oder Therapeut*in nicht auf den Umgang mit zwanghaftem Kontrollieren und Sichvergewissern spezialisiert ist.

Die familiäre Verstrickung

Stellen Sie sich folgende Situation vor: „Meine Tochter [Frau, Mutter] hat eine Krise nach der anderen, und weil sie mich jedes Mal anruft, bin ich schon richtig nervös und erkundige mich zwischendurch, wie es ihr geht. Wir reden ganz lange, aber nie ist es genug. Am Ende des Gesprächs geht es ihr zwar besser, aber ich weiß, die nächste Krise kommt bestimmt [der nächste Anruf, die nächste SMS]. Ich bin ständig besorgt."

In dieser komplexen Interaktion stecken Sie nicht allein in der Falle, sondern zusammen mit einem nahestehenden Menschen. Zum Teil wissen Sie, dass Sie einen Alarm hören und überreagieren (der andere klingt, als wäre er mit den Nerven am Ende und das zehrt auch an Ihren Nerven), zum Teil fühlen Sie sich aufgrund der Verbundenheit auch für ihn verantwortlich und können nicht das kleinste Risiko eingehen, dass ihm etwas zustößt. Kommt Ihnen das bekannt vor?

Diese Situation tritt erstaunlich häufig auf, da Angst von einem Familienmitglied auf das andere übertragen wird, und viele Menschen mit ungemütlich klebrigem Angstdenken und einer Neigung zum Kontrollieren und Sichvergewissern Kinder oder Eltern mit der gleichen Veranlagung haben. So sitzen ganze Familien in der Vergewisserungsfalle, die sich durch das gegenseitige Sich-selbst-und-einander-Vergewissern immer fester zuzieht. Diese Variante der Co-Zwanghaftigkeit nennen wir *„familiäre Verstrickung"*.

Stellen Sie sich vor, Sie haben immer sehr auf die Gesundheit und Sicherheit Ihrer Sprösslinge geachtet. Ihr Ältester war schon als Kind ängstlich, schnell besorgt und leicht zu verunsichern. Der Gedanke, er könnte sich das Leben nehmen, triggert Sie am meisten. Nach langem Zaudern hat er sich für ein Studienfach entschieden und tut sich nun als Erstsemester furchtbar schwer. Er erzählt von belastenden Gedanken, die sich ihm aufdrängen würden, er sei wertlos und habe die falsche Wahl getroffen. Auch seine Freundin ist besorgt.

Die Anrufe und Nachrichten Ihres Sohnes über seinen Kummer mehren sich. Sie verbringen viel Zeit mit ihm am Telefon; es dauert lange, bis er „runterkommt“ und es ihm besser geht. Sie fragen, ob er nach Hause kommen wolle, ermutigen ihn zu einer psychologischen Beratung und schlagen ihm vor, ein Seminar wegzulassen. Sie haben viele Ideen. Er lehnt alle ab und dennoch haben Sie beide nach jedem Gespräch das Gefühl, dass die Krise überstanden ist und die Dinge sich zum Guten wenden. Und dann wiederholt sich das Ganze: eine beunruhigende SMS – die aufflammende Angst, er könnte sich etwas antun – ein weiteres langes Krisentelefonat – ein Seufzer der Erleichterung. Die nicht von Dauer ist, denn wie Sie schon wissen, ist es nur eine Frage der Zeit, bis er wieder anruft. Beide glauben Sie, dass Sie eine ganz besondere, auch enge Beziehung zueinander haben und niemand ihn so gut versteht und unterstützt wie Sie. Von Ihrer ständigen Sorge, Ihren schlaflosen Nächten, Ihrer Angst wegen seiner Suizidalität erzählen Sie nichts. Sie nehmen Ihr Handy mit ins Bett, falls er Sie braucht. Meldet er sich eine Zeit lang nicht, fragen Sie sich alarmiert, ob er sich womöglich schon umgebracht hat. Und meldet er sich, sind Sie einerseits erleichtert, weil er am Leben ist, andererseits befürchten sie, ihm diesmal vielleicht nicht helfen zu können. Den Gedanken, ihn im Stich gelassen zu haben, könnten Sie nicht ertragen. Sie wissen, dass Sie überreagieren, aber *Sie können es nicht riskieren, nicht zu helfen.* Wie alle fürsorglichen Eltern versuchen Sie nur, Ihren Sohn zu behüten!

Vielleicht entgeht Ihnen die Tatsache, dass Sie und Ihr Sohn gemeinsam in der Falle sitzen. Sie geben ihm eine unproduktive, kurzlebige Rückversicherung und er sorgt bei Ihnen vorübergehend für Erleichterung, wenn Sie sich (ohne dass er es merkt) vergewissern, dass es ihm durch das Gespräch etwas besser geht. Gleichzeitig bitten Sie Ihre Therapeutin, Ihre Freund*innen und Familienangehörigen um unproduktive Versicherung (und bekommen Sie wahrscheinlich auch). Dies ist ein sich selbst verstärkender Kreislauf, der niemandem guttut.

Es ist wesentlich hilfreicher, sich immer dann, wenn man sich akut dazu gezwungen fühlt, nachzukontrollieren oder sich zu vergewissern, an die innere Stimme der Vernunft zu wenden und sie zu fragen:

- Welche Nachteile könnte die unproduktive Vergewisserung gerade haben?
- Welchen Preis zahlen wir beide für die Aufrechterhaltung dieser Falle?
- Ist außer der unproduktiven Versicherung eine andere Art der Hilfe möglich?

Dieses Muster zu ändern ist allerdings nicht ganz risikofrei. Sich aus den Stricken der Falle zu lösen erfordert einiges an aufrichtigem Gespräch. Wenn Sie aber immer weiter nach Ihrer herkömmlichen Methode vorgehen, können wir Ihnen so gut wie garantieren, dass die Gefangenschaft bestehen bleibt.

Wege aus dem Co-Zwanghaftigkeitstanz

Der Tanz geht endlos weiter — so lange, bis jemand aussteigt und einen Schlusspunkt setzt. Dies muss unbedingt einfühlsam geschehen und klar begründet werden, damit die andere Person sich nicht ungerecht behandelt und grausam zurückgewiesen fühlt. Die gemeinsame Lektüre dieses Buches könnte ein erster Schritt aus dem Co-Zwanghaftigkeitstanz sein.

Es folgt ein Dialog zwischen zwei co-zwanghaften Tänzern. Der eine schlägt vor, damit aufzuhören.

HARRY: Ich komme mir vor wie ein potenzieller Amokläufer, bin kurz vorm Explodieren.

SUNIL: Das glaube ich nicht. Du hast doch keinen Funken Brutalität an dir.

HARRY: Das muntert mich auf. Aber der Traum letzte Nacht – ich war so ein schwarzgekleideter Gothic-Typ und die Polizei war hinter mir her. Ich hatte ein Gewehr. Und fand es toll.

SUNIL: Wie gruselig. Aber das hast du nur geträumt – ein Albtraum, nichts weiter. Hat doch jeder. Und ein Gewehr hast du auch nicht, oder?

HARRY: Nein, Gott sei Dank nicht. Aber ich weiß, wo mein Onkel seins hat. Und der Traum war irgendwie so real. Jedes Mal, wenn jemand mit ner Knarre rumballert, sagen die Nachbarn, er habe vorher immer ganz normal gewirkt.

SUNIL: Ich kann mir dich trotzdem nicht als Amokschützen vorstellen. Für alle Fälle könntest du deinen Onkel bitten, dass er sein Gewehr gut einschließt, obwohl – ich bin mir sicher, du würdest so etwas nie tun. Wie oft denkst du denn darüber nach, eine Schule zu überfallen?

HARRY: Eigentlich verfolgt mich dieser Gedanke seit letztem Monat, als dieser Amoklauf durch die Nachrichten ging. Ich denke die ganze Zeit: „Könnte ich das sein?“

SUNIL: Vielleicht solltest du mal mit jemandem darüber reden.

HARRY: Glaubst du etwa, dass ich eine Therapie brauche? Du machst mir Angst.

SUNIL: War nur eine Idee. Nur habe ich das Gefühl, dass unser Gespräch dich eigentlich nicht weiterbringt.

HARRY: Stimmt, aber was sollte ich ohne dich tun?

SUNIL: Ich helfe dir ja gerne, bloß ist es immer dasselbe, wir reden und reden und versuchen, alles genau zu analysieren. Vielleicht kann ich dir auch anders helfen?
HARRY: Du hast Recht: Das bringt mich nicht weiter. Vielleicht sollte ich mich über mein wirres Hirn aufregen. Ein Teil von mir weiß ja, das ist totaler Quatsch.

Sobald diese beiden Freunde sich ihrer nutzlosen Co-Zwanghaftigkeit bewusst geworden sind, können sie andere Optionen suchen. Sie können sich stattdessen näher mit „belastenden aufdringlichen Gedanken" beschäftigen und Ressourcen zur Minderung der Vergewisserungssucht und der Co-Zwanghaftigkeit sammeln. Zum Beispiel dieses Buch lesen!

Substanzmissbrauch und Depression

Es gibt noch weitere Probleme, die die Überwindung vom Vergewisserungszwang durch T.A.U.B. behindern. Manche Menschen haben Schwierigkeiten, die paradoxe Bemühung, die negative Verstärkung und die Kampfhaltung aufzugeben, weil sie die dafür erforderliche Verschlimmerung aus bestimmten Gründen nicht auf sich nehmen können. Falls auch Sie es ablehnen, dass Ihr Unbehagen zunehmen könnte oder Sie keinen Sinn darin sehen, sich das zwanghafte Sichvergewissern abzugewöhnen, dann brauchen Sie vielleicht zuerst anderweitig Hilfe. Womöglich steht die Vergewisserungsfalle nicht ganz oben auf Ihrer Problemrangliste.

Substanzmissbrauch und Depression sind komplexe Störungen. Sollten sie in Ihrer Familie gehäuft auftreten, könnten sie genetisch bedingt sein. Sie lassen sich jedoch auf vielen verschiedenen Wegen sehr gut behandeln. Erst wenn Sie Ihre Symptome ausreichend reduziert haben, sind Sie bereit für die Arbeit an Ihrem Vergewisserungszwang. Besprechen Sie den genauen Behandlungsplan mit Ihrer Hausärztin oder einem Psychologen, falls Sie unter folgenden Symptomen leiden:

- Appetitverlust
- Schlafstörungen (besonders zu frühes Aufwachen)
- Anhedonie (Lustlosigkeit, verminderte Lebensfreude)
- keine Motivation oder Energie
- dauerndes Gefühl der Wertlosigkeit und Hoffnungslosigkeit – konkrete Suizidgedanken (Wunsch zu sterben)
- Unruhe, Konzentrationsschwierigkeiten, Weinanfälle
- Abhängigkeit von Alkohol, Cannabis oder anderen Substanzen

Bitten Sie Stimme der Vernunft um ihre Meinung, ob Sie weitere ärztliche Hilfe benötigen, und hören Sie auf sie. Falls sie Ja sagt, Sie sich aber nicht allein auf die Suche begeben können, weil Sie zu verzweifelt oder dazu nicht in der Lage sind, ist es in Ordnung, wenn Sie jemanden aus Ihrer Familie oder Ihrem Freundeskreis um Beistand bitten.

Und wann immer Sie bereit sind, die therapeutische Kapitulation wieder auf sich zu nehmen, heißen wir Sie herzlich willkommen!

8. Die Vorteile der Ungewissheitstoleranz – Leben in einer Welt des „Vielleicht“ und „Gut genug“

Wir hoffen, dass Sie das Buch nicht nur gelesen, sondern das Gelesene auf Ihr Leben übertragen, Ihre Hausaufgaben gemacht und die Erkenntnisse in die Tat umgesetzt haben. Und falls nicht, hoffen wir, dass Sie uns den berühmten Vertrauensvorschuss sowie sich selbst einen Ruck geben und die T.A.U.B.-Schritte wenigstens einmal ausprobieren. Üben Sie die therapeutische Kapitulation jedes Mal, wenn Sie sich unvermittelt in einer Falle wiederfinden, und suchen Sie darüber hinaus auch ganz bewusst nach Möglichkeiten für die absichtliche Konfrontation. Und noch ein Wunsch: Bleiben Sie auf dem Weg der Besserung und hören Sie nicht auf mit Ihrer Such- und Zerstörmission. Reißen sie alle subtilen unproduktiven Vergewisserungsmechanismen mit der Wurzel aus!

Obwohl die Anwendung unserer Lektionen für Sie sicher nicht ganz schmerzfrei war, ist die Ungewissheit nun nicht länger Ihre Feindin. Sie verschwenden immer weniger Zeit mit der Kontrolle von Dingen, die keiner Kontrolle bedürfen, und müssen sich nicht mehr dafür schämen, andere bei Entscheidungen um Hilfe zu bitten. Ihr Tag wird nicht mehr davon bestimmt, dass Sie sich momentan tröstliche – aber leere – Versicherungen einholen. Wie sieht Ihr Leben inzwischen aus? Ganz passabel statt perfekt? Gut statt bestens? Dann werden Sie wohl auch immer fähiger, vernünftige Risiken im Dienste der Flexibilität und des werteorientierten Handelns einzugehen. Mit mehr eigenständigen Entscheidungen wächst auch Ihr Selbstvertrauen. Die Befreiung aus der Tyrannei Ihres Bedürfnisses nach Gewissheit kann auch Ihr übriges Leben nachhaltig beeinflussen.

Hier ist die Geschichte von PJ, der wie gelähmt war und in seinem Leben nicht vom Fleck kam, bis er schließlich erkannte, dass er ständig der Versicherung und der Gewissheit bedurfte und sich damit auseinandersetzte.

Seit zwanzig Jahren war PJ schon auf Partnersuche. Jedes Mal, wenn er sich zu jemandem hingezogen fühlte, plagten ihn Zweifel. War der andere auch wirklich klug? Treu? Attraktiv? Interessant? So viele Fragen! Er rang innerlich mit sich selbst, listete immer wieder alle Vor- und Nachteile seiner „Lebenspartnerschaftskandidaten“ auf, stellte sie seinen Freund*innen und Familienangehörigen vor, um anschließend deren Meinung zu hören. Mindestens ein Dutzend Beziehungen fing er an und brach sie wieder ab.

Als er irgendwann eine Therapie machte, erkannte er, dass er in der Vergewisserungsfalle saß und sich in einem endlosen selbstzerstörerischen Kreislauf drehte, ständig um „Feedback“ bat und keine Frage ohne vorherige Konsultation mit seiner inneren Vermeintlichen Beruhigung beantworten konnte. Mithilfe der therapeutischen Kapitulation begann er an seiner Einstellungsänderung zu arbeiten und durch die Achtsamkeitspraxis kam er in Kontakt mit Stimme der Vernunft. Auf diese lauschte er von nun an, wenn er jemand Neues kennenlernte, und glitt über seine gewohnten unbeantwortbaren „Was-wenn“-Fragen elegant hinweg. Er lernte, 1. zwischen Falle und Notfall zu trennen, 2. die nach jedem Treffen aufkommenden Zweifel zu akzeptieren, 3. das Bitten um die Meinungen anderer zu unterlassen und 4. abwartend in der Schwebe zu bleiben. Fazit: Keine Garantien, keine Perfektion mehr — aber dafür auch kein zwanghaftes Sichvergewissern, kein Hadern mit Zweifeln. Schon einige Monate später konnte er es riskieren, eine feste Beziehung einzugehen, mit allen Ambivalenzen und Unwägbarkeiten – und ist nun glücklich verheiratet.

Hier noch eine Erfolgsstory:

Esthers Devise lautete: „Naja, man weiß ja nie ...“ Täglich pflegte sie sich bei ihren Lieben zu versichern – und sie damit zu nerven –, ob es ihnen auch bestimmt gut gehe. So verbrachte sie ganze Abende mit Telefonieren, E-Mail-Schreiben, und dann folgte das bange Warten auf Rückrufe und Antworten. Messenging-Dienste machten das zwar effizienter und leichter für sie, aber die Unruhe blieb. Kam nicht sofort eine Reaktion, würde sie, wie sie sagte, vor Sorge fast verrückt. Das zeige doch, wie sehr ihr an ihren Lieben gelegen sei. Wie schwer könne es denn sein, ein zwei Worte zu tippen? Eine Kleinigkeit!

Als ihre im Ausland studierende Enkelin auf keine ihrer Nachrichten und Mails reagierte, suchte Esther eine Beratungsstelle auf. Sie habe doch nur eine Bestätigung von ihrer Enkelin gewollt, dass es ihr gut ging, dort in dem fremden Land, wo alle möglichen Katastrophen passieren konnten. Sie wünsche sich bessere Bewältigungsfähigkeiten, weil ihre eigenen Beruhigungsversuche (sich gut zuzureden, dass es unwahrscheinlich sei oder ihre Enkelin vielleicht einfach nur ihr Telefon verloren habe) nicht lange halfen. Doch der Berater erkannte ihren Kontrollzwang und die Mechanismen, die sie in der Falle gefangen hielten. Er zeigte ihr keine Selbstberuhigungsmethoden, sondern ermutigte sie, bewusst mit dem Nachrichtenschreiben aufzuhören und das Gefühl der Ungewissheit zuzulassen. Doch dies traute sich Esther nicht zu. Am liebsten hätte sie gleich wieder kehrtgemacht. Sie befürchtete, nicht einschlafen zu können, und versuchte es mit einem Mantra: „Keine Neuigkeiten sind gute Neuigkeiten.“ Doch auch davon riet der Berater ab: Es sei einfach nur eine andere Art, sich rückzuversichern. Schließlich ginge es ja im Wesentlichen darum, ihre Beziehung zur Ungewissheit zu verändern und auf die Vermeintliche Beruhigung zu verzichten. Überrascht stellte Esther fest, dass sie ihr Unbehagen mit ein wenig Achtsamkeitstraining besser aushalten konnte und ihre Angst umso mehr nachließ, je weniger Nachrichten sie schrieb. Innerhalb von sechs Wochen hatte sie ihre Gewohnheit, sich vom Wohlbefinden anderer zu versichern, abgelegt. Und wie freute sie sich, als ihre Enkelin sie zum Geburtstag anrief!

Vertrauen Sie Ihrem Urteil

Der zunehmende Kontakt mit Stimme der Vernunft wirkt sich stark auf das Vertrauen ins eigene Urteilsvermögen aus. Offenkundig wissen Sie selbst doch am besten, was in unsicheren Zeiten und verworrenen Situationen zu tun ist. Der Krach, den Ihre Angst oder Ihr überscharfes Problembewusstsein veranstalten, kann Sie nicht länger an der Nase herumführen. Wie alle anderen Menschen verfügen auch Sie anscheinend über einen einigermaßen zuverlässigen inneren Kompass. Wenn Sie lernen, nach bestem Gutdünken zu handeln, gelingen Ihre Entscheidungsprozesse auch ohne ständiges Hinterfragen.

Wenn Sie hingegen versuchen, die mit dem Bedürfnis nach Gewissheit verbundene Angst zu meiden, dann werden Sie möglichst gar kein Risiko eingehen wollen. Doch nur wer Neuland betritt, wird sich weiterentwickeln und sich der eigenen Regenerierungs- und Grenzerweiterungsfähigkeit bewusst werden. Studieren geht nur über Probieren, und zwar ohne Erfolgsgarantie. Gerade durch die Enttäuschung unserer Erwartungen an uns selbst lernen wir, ob wir nun unerwartet stolpern oder triumphieren. Eine Welt des Vielleicht zu akzeptieren ermöglicht es, weniger zaghaft, dafür aber flexibler und resilienter zu leben.

Ohne Ungewissheit keine Kreativität

Ungewissheit ist ein essenzieller Bestandteil der Kreativität. Dadurch, dass man nicht alles weiß, und auch das, was man weiß, nicht immer gewiss ist, bleiben Dinge offen und eröffnen sich neue Möglichkeiten und – bessere – Handlungsweisen. Sicherheit hingegen ist ein Kreativitätskiller. Denn wer die Antwort schon hat, braucht ja nicht nach weiteren zu suchen.

Von Steve Jobs, dem Apple-Gründer, heißt es, er habe den allerersten Macintosh für den „perfekten Computer" gehalten. War er sich dessen wirklich so sicher? Warum gibt es dann den iPod, das iPhone und die Apple Watch? Und wozu hätte das geführt, wenn die Brüder Wright von der Unmöglichkeit fliegender Maschinen überzeugt gewesen wären? Oder wenn Galileo dem Kirchendogma von der Erde als Mittelpunkt des Universums beigepflichtet hätte? Oder wenn die Ärzteschaft des Mittelalters sich sicher gewesen wäre, dass ansteckende Krankheiten von den Körpersäften verursacht werden?

Etwas nicht genau zu wissen ist der Anfang jeder kreativen Entdeckung.

Spielende Kinder sind überaus kreativ. Sie haben Spaß an ihrer Fantasie! Das Ziel nicht zu kennen macht ihnen nichts aus. Auch Schreiben ist kreativ. Wer schreibt, experimentiert mit Wörtern und Ideen zur Schöpfung von Romanen, Gedichten oder Essays, die gut genug sind, um auf Papier gedruckt zu erscheinen. Gewissheit ist da nicht möglich, und wer sich darauf versteift, bekommt eine *Schreibblockade.*

Kreativ sind auch Wissenschaft, Wirtschaft und Finanzwelt. Dort jedoch muss man sich dessen bewusst sein, dass Ungewissheit Fragen aufwirft, die der Antwort bedürfen, und dass Kreativität Risiko, Unsicherheit und die entschlossene Suche nach besseren Lösungen bedeutet. In ihrem Essay „In Doubt We Trust" (Auf – und im – Zweifel vertrauen wir) beschreibt die Autorin Lesley Hazleton Albert Einstein als jemanden, der „das ewig Unerreichbare auf dem Gebiet von Kunst, Wissenschaft und Forschung" als beglückend empfand (Hazelton 2017).

Und schließlich steckt in der Ungewissheit die für Kreativität notwendige kognitive Flexibilität. Bei Kreativität geht es ja darum, Regeln zu brechen und bisher nicht Wahrgenommenes wahrzunehmen. Dazu wird die Realität jedoch neu geordnet und der Geist um neue Perspektiven erweitert. Mit einem Bedürfnis nach Gewissheit geht das alles nicht.

Alle Menschen sind sterblich, Shit happens, und dennoch ist das Leben schön

Niemand entkommt dem Tod, die meisten Menschen erleiden Verluste, Missgeschicke, machen Fehler – mitunter schwere. Man weiß das und kann sich trotzdem am Leben erfreuen und es als sinnvoll empfinden. Wir brauchen dieses Wissen weder zu verdrängen noch abzustreiten, um uns nicht davon ins Bockshorn jagen zu lassen. Wer möchte nicht immer gesund bleiben und in Sicherheit leben? Wie geht das in einer Welt, die so dynamisch ist und sich ständig verändert? Sich auf unbekannte zukünftige Katastrophen vorbereiten zu wollen, über die man keine Macht hat und gegen die kein Kraut gewachsen ist, ist eine Illusion und Zeitverschwendung. All die

Energie, die wir darauf verwenden, uns zu ärgern, zu grämen, zu schämen, zu sorgen und zu klagen, ist wirklich vergeudet.

Es gibt auch eine verantwortungsbewusste Art, das Leben nach dem Motto „*Qué será, será*" so zu nehmen, wie es kommt: mit radikaler Akzeptanz, Zuversicht, Losgelöstheit, Gelassenheit oder wie auch immer Sie die Bereitwilligkeit nennen wollen, unabhängig von dem, was das Schicksal für uns bereithält und das wir nicht beeinflussen können, im gegenwärtigen Augenblick zu leben. C'est la vie. So ist die Welt, so ist der Mensch. Der kräftezehrende Kampf gegen imaginäre Windmühlen verursacht nur Leid.

Die buddhistische Nonne Pema Chödrön schreibt: „Aber nicht die Vergänglichkeit an sich ... [ist] die Ursache unseres Leidens ... Vielmehr ist es unser Widerstand gegen die grundlegende Unsicherheit unserer Situation ... Widersetzen wir uns der Veränderung, nennt man das Leiden ... Aber wenn wir vollständig loslassen können und nicht gegen sie ankämpfen ..., dann nennt man das Erleuchtung ... Ein anderes Wort dafür ist ‚Freiheit'" (Chödrön 2014, S. 17 f.).

Die vier Schritte der therapeutischen Kapitulation verkörpern diese Haltung und setzen Energie frei für die persönliche Weiterentwicklung und Lebensfreude, für Experimente und Lernprozesse – aber alles ohne Gewähr. Verstehen Sie uns nicht falsch: Wir ermutigen niemanden zu rücksichtslosem Verhalten, Leichtsinn, Vergnügungssucht oder impulsivem schlechtem Urteilsvermögen. Worum es uns geht, ist nicht nur, dem guten Leben einen Platz im Bewusstsein einzuräumen, sondern auch der Ungewissheit und sogar dem Unglück, und zwar ohne Wenn und Aber.

„Einfach mal locker lassen" – doch wie soll das gehen, mit tyrannischen ohrwurmartigen Gedanken oder einer Vergewisserungsfalle im Kopf?! Sich zum Loslassen zu zwingen ist ja irgendwie kontraproduktiv: Je krampfhafter man Zweifel und Sorgen abzustreifen versucht, desto hartnäckiger kleben sie fest. Wir schlagen eine andere, hilfreichere Haltung vor: „*Let it be*" oder noch besser: „*Let be*". Lassen Sie sie da sein, die unangenehmen Gefühle, Ängste und Sorgen. Erweitern Sie Ihren Horizont und richten Sie Ihre Aufmerksamkeit auf das, was immer Sie gerade tun oder tun möchten. Nicht im Sinne von Ablenkung, bei der man „*dieses* denkt, damit *jenes* verschwindet", sondern mehr so: Da ist Raum für alles Mögliche – sogar für beunruhigende Dinge –, aber „ich wende mich dem zu, was wichtig ist". Wenn Sie von Zweifeln geplagt werden, dann ist es besser, sie nicht mit Versuchen zu würdigen, sie beseitigen, widerlegen oder analysieren zu wollen, und sich nicht mit ihnen zu verstricken, sondern sie einfach geschehen zu lassen: Lassen Sie sie zu.

Vertrauen, Zweifel und Ungewissheit

Vertrauen bedeutet, dass man sich auf jemanden oder etwas verlässt. Es gründet sich nicht auf Beweise, sondern ist mehr eine Glaubenssache, ein Gespür, ein Instinkt. Wenn ich jemandem sage, „Du wirst das schon hinkriegen“, dann beschreibe ich ein Gefühl, das zwar meinen Kenntnissen entspricht, aber ohne die Sicherheit belegter Fakten auskommt. Wenn Sie an das Gute im Menschen glauben oder an Gott oder einer bestimmten politischen Richtung vertrauen, die Sie sinnvoll finden, dann fordern Sie keine Gewissheit, weil dies dem Konzept des Vertrauens widerspricht.

Vertrauen umfasst immer auch Zweifel und Ungewissheit. Sie stärken es sogar und wirken sich überdies günstig auf die Führungsqualitäten aus. Wo aber kein Zweifel erlaubt ist, da wird die Realität womöglich verzerrt wahrgenommen. Wie Robert Pirsig in „Zen und die Kunst ein Motorrad zu warten“ behauptet, führt die Sucht nach Gewissheit zu Fanatismus: „Man verschreibt sich nie einer Sache, an der man nicht die geringsten Zweifel hat. Kein Mensch verkündet fanatisch, dass morgen die Sonne aufgehen wird“ (Pirsig 2000, S. 160). Wer sich aber fanatisch irgendwelchen Dogmen, Überzeugungen oder Zielen verschreibt, so Pirsig weiter, tut das, weil sich diese anzweifeln lassen.

Was Pirsig sagt — und was auch wir in diesem Buch ansprechen — ist: Wer Gewissheit verlangt, macht sich den Zweifel zum Feind. Man kämpft gegen ihn an, unterdrückt ihn oder tut, als wäre er nicht da, und entwickelt infolgedessen immer rigoroser werdende Meinungen und Verhaltensweisen. Die vorgetäuschte Sicherheit dient in Wirklichkeit der Vertuschung von Zweifeln und bereitet, wie Pirsig bemerkt, einen fruchtbaren Boden für Fanatismus.

In dem Spielraum, den wir unseren Zweifeln lassen, kommt Zuversicht auf für „genügend Gewissheit“. Das hilft gegen die Fanatismus erzeugenden Verzerrungen und führt zu der Einsicht, dass wir nicht alles wissen, nicht alles beherrschen können und in der Tat auch nicht für alles verantwortlich sind. Die Erkenntnis über die wahrhafte Begrenztheit des Menschen schützt vor den Gefahren der Arroganz und begünstigt eine positive Art der Demut. Größe haben nur Führungsgestalten, die nicht nur fest an ihren Auftrag glauben – ob weltlich oder religiös –, sondern gleichzeitig auch die Demut besitzen, sich ihre Unsicherheit einzugestehen und sie zuzulassen.

Die Überwindung des Problems ist ein fortlaufender Prozess

Wie wir oben bereits sagten, haben Sie das Problem überwunden, wenn gewöhnliche Zweifel keine Rolle mehr spielen, das Gefühl der Ungewissheit Sie weder belastet noch in Ihrem Tun behindert oder in das lähmende Elend der Vergewisserungsfalle lockt. Die Übung der therapeutischen Kapitulation ist nun Teil Ihres Alltags, und zwar folgendermaßen: *Sobald Sie den Sog der Ungewissheit oder Unsicherheit spüren, verschmelzen die vier Schritte wie von selbst zu einem schlichten, graziösen Haltungswechsel.* Gelegentlich – vor allem, wenn Sie müde, angespannt oder aufgebracht sind – wird der Vergewisserungsdrang oder Kontrollzwang wieder auftauchen, manchmal aus heiterem Himmel und ohne erkennbaren Grund. Diesen herauszubekommen hat dann keine Priorität mehr für sie. Stattdessen greifen Sie, ohne sich zu verurteilen, auf die viel hilfreichere, altbewährte Methode zu und stellen sich bewusst T.A.U.B.

Das Problem überwunden zu haben bedeutet keine absolute Befreiung von allen Zweifeln, sondern dass diese sich handhaben lassen, dass sie nicht mehr das Sagen haben und weder die persönliche Freiheit noch die Lebensgestaltung einengen. Es bedeutet nicht Gewissheit. Die Konfrontation mit der Realität – keine Garantien, keine Perfektion, kein Vorauswissen und häufig keine Macht – kann und wird verunsichern.

Überwunden haben Sie das Problem, wenn Sie sich nicht länger damit abplagen, das Unkontrollierbare zu kontrollieren, die Zukunft vorherzusehen oder alle Risiken zu meiden, Wenn Sie sich nicht mehr unaufhörlich in der Spirale des Vergewisserns und Nachprüfens drehen, sondern aussteigen, die Welt des Vielleicht und Gut genug betreten und sich gut darin zurechtzufinden lernen. Und das bedeutet Flexibilität, Neugier, Begeisterung und Wachstum.

Und die drei Stimmen? Wie klingen sie jetzt?

DER BANGEMACHER: Eben ging's mir noch gut mit meinem neuen Selbstvertrauen und dem Kontrollverzicht – und dann habe ich den Mülleimer durchgeschaut, um sicherzugehen, dass ich nichts Wichtiges weggeschmissen habe. Und jetzt muss ich das auch bei den Mülltonnen draußen tun! ER IST WIEDER DA!! Bitte sag mir mal eben, wie unwahrscheinlich und überflüssig das ist! Alles ist gut, stimmt's?

VERMEINTLICHE BERUHIGUNG: Hast du vergessen? Du wolltest doch keine Versicherungen mehr von mir. Ich möchte nicht, dass du leidest, aber dadurch wird es nur schlimmer.

DER BANGEMACHER: Nur dieses eine Mal noch, okay? Ich bin doch bisher ganz gut vorangekommen.

VERMEINTLICHE BERUHIGUNG: Wir haben uns schon lange nicht mehr T.A.U.B. gestellt und immer auf eine Gelegenheit zu üben gehofft. Da ist sie. Rückschläge sind solche Gelegenheiten. Also los!

Stimme der Vernunft: Gut gemacht, Vermeintliche Beruhigung. Tritt einen Schritt zurück und schau dich um. Das fühlt sich wie Gefahr an, ist wahrscheinlich aber nur Stress von einem Gedanken. Damit hätten wir schon mal das T von trenne. Die Verunsicherung ist unangenehm, aber wehr dich nicht dagegen. Lass sie da sein. Das wäre A wie akzeptiert. Wenn das Nachprüfen dazu dient, den Stress durch die Verunsicherung zu beseitigen, dann hol dir das U und unterlasse das Nachprüfen der Mülltonne. Dann komm zum B, bleib in der Schwebe, lass Zeit verstreichen, ohne dich einzumischen. Du schaffst das.

Vermeintliche Beruhigung: Ich bin so stolz, dass der Bangemacher nicht sofort nachschaut. Das fällt ihm bestimmt nicht so leicht.

Der Bangemacher: Nein, ich habe nämlich insgeheim daran gedacht, nachher nachzuschauen. Aber ich habe diesen Plan gleich wieder verworfen, weil der auch mit Vergewisserung zu tun hat. Die ist wie ein automatischer Reflex.

Stimme der Vernunft: Ja, es ist die Einstellung, die Bereitschaft, die Fähigkeit wahrzunehmen, ohne darüber zu urteilen oder sich drängen zu lassen.

Der Bangemacher und Vermeintliche Beruhigung: (unisono) Danke!

Danksagung

Von Anfang an war der Entstehungsprozess dieses Buches ein ganz schönes Hin und Her: Zwei Autor*innen auf der Suche, erst nach einem gemeinen Nenner und dann gemeinsam mit den Lektor*innen auf der Suche nach besseren Ausdrucksformen für den zu vermittelnden Inhalt. Es war eine Lektion in Demut, denn ich musste – manchmal zähneknirschend – zugeben, dass sich die Lektüre durch das gekonnte und geduldige Lektorat tatsächlich verbessert hat. Dafür danke ich Vicraj and Kristi.

Mit Dankbarkeit erkenne ich den Einfluss all jener an, die mir ein von Angst unbeschwertes Leben ermöglicht haben: Patrick, Isadore, Laura, Dan, Sabe, Manny und Suzanne.

Ich danke meiner Familie und meinen Freund*innen für ihre Unterstützung und ihre Toleranz beim Schreiben dieses Buches, insbesondere Ron und Lisa für die interessanten Exkurse und die tollen Geschichten, Phil, der immer einen Plan auf Lager – oder in der Schmiede – hat, Kathy und Anne, weil sie mich um die Welt geführt und meine Bude gestrichen haben, Audrey, weil sie mir gezeigt hat, wie man Beziehungen unbegrenzt aufrechterhält, Ruta für ihre nie nachlassende Ermutigung, Yvonne, weil sie nicht jeden Satz mit „also" beginnt, Greg, weil er es schon so viele Jahre mit mir ausgehalten hat, und Emily für das fortlaufende Gespräch.

Und ich danke meiner Co-Autorin, Kollegin und Freundin Sally, die während der Arbeit an diesem Buch einen persönlichen Verlust zu verschmerzen hatte, stets mein Wissen auf den neusten Stand und seit 40 Jahren Licht in mein Leben bringt. Und schließlich möchte ich allen Menschen unter 30 danken, die mich technologisch auf dem Laufenden halten. Eine zunehmend mühsame Aufgabe!

— Martin Seif

Ich möchte meinen drei wunderbaren Töchtern und meinem Schwiegersohn für die Ermutigung, die Liebe und die Unterstützung danken, die sie mir erwiesen haben, als ihr Vater, mein Mann, mit dem ich 47 Jahre lang verheiratet war, plötzlich starb und ich mich mit meiner eigenen Verunsicherung zu konfrontieren lernte. Ganz besonders möchte ich meinen Kolleg*innen danken, die liebenswürdigerweise zusätzliche Arbeit auf sich genommen und mir damit das Schreiben ermöglicht haben: Steven Shearer, Michael Heady und Sarah Crawley. Danke auch den Lektor*innen von New Harbinger, die uns wiederholt ermahnten, die Dinge auf den Punkt zu bringen, da wir beide zu ausschweifenden Erzählungen über unsere Patient*innen neigen, von denen wir so viel gelernt haben. Dankbar erwähnen möchte ich auch meine Freund*innen und meine Familienangehörigen, die mir genau das gegeben haben, was ich brauchte, um weiterzumachen – meine Vancouver-Leute, meine Baltimore-Leute sowie Sharon, Phyllis und Laura. Danke auch meinem Cousin Carl für das Gespräch am Hafen von Crow's Lake, der Heimat meiner Seele.

Würdigen möchte ich auch die Inspiration durch die Medizinforscherin, Hausärztin und Selbsthilfepionierin Claire Weekes, die schon Mitte des 20. Jahrhunderts nicht nur die dritte Welle in der Entwicklung der kognitiven Verhaltenstherapien vorwegnahm, sondern auch die folgenden biologischen Entdeckungen in Bezug auf die neuronalen Prozesse der Angst. 1977 markierte die Lektüre ihrer Arbeit für mich einen bemerkenswerten Paradigmenwechsel und führte mich auf meinen eigenen beruflichen Weg.

Und schließlich möchte ich Marty Seif danken für seine beständige Ermutigung zum gemeinsamen und zum Weiterschreiben, für sein gutes Urteilsvermögen, seinen feinen klinischen Scharfsinn, seine Bereitwilligkeit, sich um alle technologischen Seiten unserer Aufgaben zu kümmern, und für seine Freundschaft. Unser Schreibprozess ist eine einzigartige Zusammenarbeit, die auf Vertrauen, Respekt und einer gemeinsamen Vision basiert.

— Sally Winston

Bibliografie

ANXIETY CANADA (o. A.). „How to Tolerate Uncertainty | Anxiety". https://www.anxietybc.com/adults/how-tolerate-uncertainty (letzter Zugriff 26.3.2018).

BECK, J. (2015). How Uncertainty Fuels Anxiety: An Inability to Live with Life's Unknowns Can Lead to Worry and Distress. *Atlantic*, März 18. www.theatlantic.com/health/archive/2015/03/how-uncertainty-fuels-anxiety/388066 (letzter Zugriff 26.3.2021).

BENITO, K. G. & M. WALTHER (2015). Therapeutic Process During Exposure: Habituation Model. *Journal of Obsessive-Compulsive and Related Disorders 6,* S. 147–157.

CHÖDRÖN, P. (2013). Die 3 Versprechen: was uns Halt gibt, wenn das Leben uns herausfordert. München: Arkana.

CRASKE, M. G., K. KIRCANSKI, M. ZELIKOWSKY, J. MYSTKOWSKI, J. CHOWDHURY & A. BAKER (2008). Optimizing Inhibitory Learning During Exposure Therapy. *Behaviour Research and Therapy 46(1),* S. 5–27.

CRASKE, M. G., TREANOR, M, CONWAY, C. C., ZBOZINEK, T & VERVLIET, B. (2014). Maximizing Exposure Therapy: An Inhibitory Learning Approach. *Behaviour Research and Therapy 58,* S. 10–23.

ELLIS, A. (1977). Can We Change Thoughts by Reinforcement? *Behavior Therapy 8(4),* S. 666–672.

FOA, E. B. & MCLEAN, C. P. (2016). The Efficacy of Exposure Therapy for Anxiety-Related Disorders and Its Underlying Mechanisms: The Case of OCD and PTSD. *Annual Review of Clinical Psychology 12(1), März,* S. 1–28.

GRAYSON, J. (2003). *Freedom from Obsessive Compulsive Disorder.* New York: Berkley Books.

HARRIS, R. (2011). *ACT leicht gemacht.* Freiburg i. Br.: Arbor.

HAYES, S. (n. d.) *The Six Core Processes of ACT. Association for Contextual Behavioral Science.* ↗ contextualscience.org/the_six_core_processes_of_act. (letzter Zugriff 14.10.2018).

HAZELTON, L. (2017). *Agnostic: A Spirited Manifesto.* New York: Riverhead Books.

KLATT, K. P. & MORRIS, E. K. (2001). The Premack Principle, Response Deprivation, and Establishing Operations. *The Behavior Analyst 24,* S. 173–180.

PETERSON, T. J. (2017). Does Uncertainty Cause Your Anxiety and Worry? ↗ www.healthyplace.com/blogs/anxiety-schmanxiety/2017/12/is-uncertainty-causing-your-anxiety-and-worry (letzter Zugriff 26.3.2021).

PIRSIG, R. M. (2000). *Zen und die Kunst, ein Motorrad zu warten: ein Versuch über Werte.* Frankfurt a. M.: Fischer.

SEIF, M. & WINSTON, S. (2016). Upside-Down Psychotherapy. *Psychotherapy Networker*, Juli.

STAHL, B., GOLDSTEIN E. & KABAT-ZINN, J. (2010). *Stressbewältigung durch Achtsamkeit: das MBSR-Praxisbuch.* Freiburg i. Br.: Arbor.

STODDARD, J. A. & AFARI, N. (2014). *The Big Book of ACT Metaphors: A Practitioner's Guide to Experiential Exercises and Metaphors in Acceptance and Commitment Therapy.* Oakland, CA: New Harbinger.

WINSTON, S. & M. SEIF. (2018). Tyrannen in meinem Kopf: Zwangsgedanken überwinden – ein Selbsthilfeprogramm. Paderborn: Junfermann.

Über den Autor

Dr. Martin N. Seif ist Mitbegründer der *Anxiety and Depression Association of America (ADAA)* und war 1977–1991 dort im Vorstand. Der vom *American Board of Professional Psychology* zugelassene kognitive Verhaltenstherapeut war außerdem stellvertretender Direktor des *Anxiety and Phobia Treatment Centers* am *White Plains Hospital* und ist derzeit Fakultätsmitglied des *New York-Presbyterian Hospital.* Daneben hat er eine eigene Praxis in New York und in Greenwich (Connecticut). Er ist Co-Autor der Bücher *Tyrannen in meinem Kopf* und *What Every Therapist Needs to Know About Anxiety Disorders.*

Über die Autorin

Dr. Sally M. Winston ist Gründerin und Co-Direktorin des *Anxiety and Stress Disorders Institute of Maryland* in Towson. Als erste Vorsitzende des medizinischen Beirats der *Anxiety and Depression Association of America (ADAA)* wurde sie mit dem renommierten *Jerilyn Ross Clinician Advocate Award* ausgezeichnet. Neben den begehrten Workshops, die die erfahrene Psychologin seit Jahrzehnten gibt, ist sie Co-Autorin der Bücher *Tyrannen in meinem Kopf* und *What Every Therapist Needs to Know About Anxiety Disorders.*

Über dieses Buch

„Dieses Buch hat mich glatt vom Hocker gerissen. Es beschreibt exakt meine angstgetriebenen, von Zweifel und Ungewissheit geplagten Patient*innen, die nur mit ständiger Rückversicherung durchs Leben kommen. Wenn Sie voller Zweifel sind, ohne den Rat von anderen keine Entscheidung mehr treffen können, alles kontrollieren und nachkontrollieren müssen oder sich die Nacht mit Grübeleien, Plänen und Erinnerungen um die Ohren hauen, dann seien Sie versichert: Dieses Buch ist wie für Sie geschaffen."

— Ken Goodman, LCSW, Vorstandsmitglied der Anxiety and Depression Association of America und Vorsitzender von ↗ www.quietmindsolutions.com

„Kaum zu glauben, wie häufig das vorkommt: Man weiß, die Tür ist zugeschlossen, der Herd abgeschaltet, die Besprechung oder Prüfung ist gut vorbereitet, und trotzdem kontrolliert man immer wieder nach oder möchte sich vergewissern – meist begleitet von dem Gefühl des nahenden Unheils, wenn man es nicht tut. In der schwersten Form, der Zwangsstörung (OCD), kann das zu einer Behinderung werden. Nun haben Martin Seif und Sally Winston, zwei der weltweit führenden Profis auf diesem Gebiet, ihre Expertise in eine Reihe von äußerst hilfreichen und leicht umsetzbaren Interventionen gesteckt, mit denen sich diese ärgerlichen und im Alltag mitunter sehr hinderlichen Probleme beheben lassen. Daher möchte ich dieses Buch allen meinen Patient*innen empfehlen und auch manchen meiner Freund*innen."

— David H. Barlow, PhD, ABPP, Professor em. am Fachbereich Psychologie und Gehirnforschung sowie der Psychiatrie; Gründer und ehemaliger Direktor des Center for Anxiety and Related Disorders an der Boston University

„Häufig richtet unser Immunsystem mit seiner Reaktion auf Körpersignale einen größeren Schaden an als die Verletzung oder das Antigen selbst. Genau das ist der Fall, wenn Ungewissheit und Zweifel so qualvoll sind, dass das dringende Verlangen nach sofortiger Rückversicherung und Beruhigung aufkommt. Seif und Winston skizzieren, welche Herausforderung selbst verursachte Ängste und Nöte angesichts der Bedrohung durch eine ungewisse Zukunft darstellen, und zeigen Lösungen auf. Dieses Buch ist eine Hilfe fürs Leben."

— Jerrold F. Rosenbaum, MD, Leiter der Psychiatrie des Massachusetts General Hospital und Stanley-Cobb-Professor am Fachbereich Psychiatrie der Harvard Medical School

„Dieses Buch eignet sich für alle diejenigen, die in die Fänge des endlosen Vergewisserungskreislaufs geraten sind. Mit diesem dringend benötigten, von treffenden Beispielen und hilfreichen Fakten gespickten Leitfaden werden Sie unterscheiden lernen, wann es angezeigt ist, Informationen einzuholen, und wann sich rückzuversichern. Vor allem aber finden Sie eine Schritt-für-Schritt-Anleitung, wie Sie die Schlingen abstreifen, besser mit Ungewissheit umgehen und wieder normal leben können. Ich freue mich sehr darauf, dieses Buch an meine Klient*innen weiterzugeben."

— Kimberly Morrow, LCSW, Angsttherapeutin, Landessprecherin und Mitinhaberin von ↗ www.anxietytraining.com

„*Ist das Bügeleisen wirklich aus?* ist eine fantastische Ressource für alle, die sich fragen, warum die vergebliche Bemühung, dem Leben die Ungewissheit zu nehmen, im Zentrum jeder Zwangsvorstellung steht. Bestens auf dem Fachgebiet der Angst- und Zwangsstörungen bewandert, liefern Autor und Autorin glaubwürdige Beispiele für Menschen, die sich immer sicher sein müssen. Das Buch enthält viele verschiedene Tipps und Tricks, wie man unproduktives Sichvergewissern aufgeben und das Leben mit all seinen Unwägbarkeiten vorzuziehen lernt."

— Jon Hershfield, MFT, Autor von „Overcoming Harm OCD" und Direktor des OCD and Anxiety Center of Greater Baltimore

„Seif und Winston haben ein Talent dafür, häufige Missverständnisse in Bezug auf Ängste zu benennen und zu erklären. In ihrem letzten Buch über belastende aufdringliche Gedanken haben sie erklärt, was es damit auf sich hat, und nützliche Methoden aufgezeigt, wie man sie entwaffnen und überwinden kann. In *Ist das Bügeleisen wirklich aus?* widmen sie sich dem Umgang mit Verunsicherung. Wir erfahren: Das Beseitigen von Zweifeln ist ein normal menschliches Sicherheitsbestreben bei Gefahr. Und wer hat nicht schon mehrmals nachgeschaut, ob die Tür auch wirklich abgeschlossen ist oder sich über einen Gesundheitscheck bei der Hausärztin Gewissheit verschafft? Aber für manche Menschen, so erfahren wir weiter, ist Ungewissheit absolut unerträglich und äußerst belastend. Auch für dieses Problem haben Autor und Autorin zum Glück einen neuen, effektiven Ansatz im Angebot. Allen, die verzweifelt darum kämpfen, „sich ganz sicher zu sein“, deren Angehörigen und medizinischen Betreuer*innen lege ich dieses Buch ans Herz.“

— C. Alec Pollard, PhD, Professor em. für Allgemein- und Familienmedizin an der Saint Louis University School of Medicine sowie Direktor des Center for OCD and Anxiety-Related Disorders am Saint Louis Behavioral Medicine Institute

„Wenn Sie jemals von besorgten Fragen wie: ‚Bin ich verrückt?‘ oder ‚Geht es meinen Kindern auch wirklich gut?‘ schier gelähmt waren, dann liegen Sie mit diesem Buch richtig. Leiden Sie unter Zwangsstörungen, wird es Ihnen helfen, Ihre negativen Gedanken durch positive zu ersetzen. Es wird Sie dazu befreien, ausnahmslos *alle* Gedanken, die Ihnen durch den Kopf schwirren, zu akzeptieren und nicht mehr so sehr auf Sicherheit bedacht zu sein. Die Autor*innen beschreiben sehr klar, warum es sinnvoll ist, die Waffen zu strecken und die Sorge willkommen zu heißen, statt sich von ihr beherrschen zu lassen. Falls jemand in Ihrem näheren Umfeld unter einer Zwangsstörung leidet, dann wird Ihnen dieses Buch zeigen, wie Sie Ihre fruchtlosen Beruhigungsversuche einstellen und diesem Menschen helfen können, sich auf ein Leben voller Herausforderungen einzulassen.“

— David L. Kupfer, PhD, klinischer Psychologe mit privater Praxis in Falls Church, VA, und vierzig Jahren Erfahrung in der Behandlung von Zwangsstörungen

„Ein tolles Buch! Das einzige, das sich spezifisch mit dem Thema Vergewisserung befasst und genauestens die antreibenden Ängste erklärt, die ganz unterschiedlicher Art sein können. Wenn Sie sich zwanghaft rückversichern, werden Sie sich nach der Lektüre dieses Buches so verstanden und ermächtigt fühlen wie noch nie. Es verdeutlicht, wie unproduktiv dieses Verhalten samt dem nutzlosen Selbstgespräch ist, und erläutert die verschiedenen Arten der Vergewisserungsfalle. Die praktische Anwendung der Theorie erleichtern Beispiele aus zusammengezählt mehr als siebzig Jahren Berufserfahrung, die bei Sally und Marty zu tiefem Mitgefühl und fundierten Kenntnissen geführt haben.

— Maggie Perry, PsyD, lizensierte Psychologin, und Gründerin von ↗ www.huddle.care

„Können Sie die folgenden sechs Fragen mit ‚Ja' beantworten? Wenden Sie viel Zeit und Mühe auf, weil Sie sich immer wieder vergewissern und alles nachprüfen? Müssen Sie bei bestimmten Themen oder Lebensbereichen ‚ganz genau Bescheid wissen'? Schauen Sie ständig auf Ihr Telefon, in Ihr E-Mail-Konto oder ins Internet? Kontrollieren Sie regelmäßig Türschlösser und Alarmanlagen oder andere Geräte und Vorrichtungen? Führen Sie endlose innere Debatten, ohne je zu einer Entscheidung oder Lösung zu gelangen? Bitten Sie andere wiederholt um Bestätigung oder Rückversicherung? Wenn Sie eine oder mehr Fragen mit ‚Ja' beantworten, dann könnte dieses Buch innerhalb kürzester Zeit Sie von der Last Ihrer Angst und Not befreien."

— Neal Sideman, Selbsthilfeaktivist, international bekannter Coach und Lehrer für Menschen mit Angststörungen; Mitglied der Anxiety and Depression Association of America (ADAA) und Co-Vorsitzender des ADAA Public Education Committee

„Bei der Behandlung vieler Angststörungen, besonders aber bei der Behandlung der Zwangsstörung, spielt Ungewissheit eine zentrale Rolle. Über dieses Thema haben Martin Seif und Sally Winston nun ein ausgezeichnetes Buch geschrieben, in dem sie klar und deutlich darlegen, wie die mangelnde Bereitschaft, Ungewissheit zu akzeptieren, Angst erzeugt, und wie es möglich ist, Ungewissheit als zum Leben dazugehörig zu bejahen und sich ihr einfach zu überlassen. Dieses Buch werde ich meinen Klient*innen gewiss viele Jahre lang empfehlen."

— Robert W. McLellarn, PhD, Gründer und Direktor des Anxiety and Panic Treatment Center, LLC in Portland, OR

„Mit seiner Fülle von Beispielen und detaillierten Anleitungen haben Seif und Winston ein Buch verfasst, das ich meinen Klient*innen wärmstens empfehlen werde. In *Ist das Bügeleisen wirklich aus?* erklären sie genau, wie man lernt, sich nicht mehr auf zwanghaftes Kontrollieren und Vergewissern zu verlassen, sondern die schöne Ungewissheit des Lebens zu umarmen."

— Elizabeth DuPont Spencer, LCSW-C, Behandlerin, Trainerin, Supervisorin und Co-Autorin von „CBT for Anxiety"

„In ihrem Buch erklären Martin Seif und Sally Winston, wie die Intoleranz von Ungewissheit und das Verlangen nach Bestätigung ganz wesentlich zu Angst und anderen negativen emotionalen Zuständen beitragen. Ihre innovative und leicht verständliche Perspektive auf diese Zusammenhänge lässt sich unmittelbar in die Praxis umsetzen.

Zahlreiche Fallbeispiele, Diagramme und in Klartext übersetzte aktuelle wissenschaftliche Belege weisen den Weg zur Selbsterkenntnis destruktiver Formen des Sicherheitsbestrebens. Außerdem wird detailliert erklärt, wie man die zwischen dem Sicherheitsstreben und der Angst gespannten Taue mithilfe von Achtsamkeit, Stresstoleranz und der bewussten Konfrontation mit der Ungewissheit effektiv kappen kann. Diese Lektüre ist unverzichtbar für alle, die unter Ängsten leiden oder mit konventionellen Therapieansätzen unzufrieden sind. Wenn sie das Buch durchhaben, werden sie ihre Ängste besser verstehen und über neue Ideen verfügen, etwas dagegen zu tun."

— David A. Clark, PhD, Professor em. der University of New Brunswick; Autor von „The Anxious Thoughts Workbook" und „Ängste bewältigen – ein Übungsbuch: Lösungen aus der Kognitiven Verhaltenstherapie" (gemeinsam mit Aaron T. Beck)

„Seit 35 Jahren sind die Autor*innen Leitsterne in der Gemeinschaft der Fachleute, die von Angststörungen Betroffenen zur Genesung verhelfen. Menschen, die immer wieder in dieselbe Falle geraten, weil sie sich ständig darum bemühen, dass ihnen auch ganz bestimmt nichts passiert, nur um festzustellen, dass es ihnen trotzdem schlechter geht, bekommen hier die besten und klügsten Ratschläge: solide Wissenschaft in einfacher und einfühlsamer Sprache mit vielen Beispielen und gezielten Maßnahmen, die die Stimme der Unsicherheit dämpfen. Greifen Sie zu!"

— David Carbonell, PhD, Direktor des Anxiety Treatment Center in Chicago, IL; „Coach" bei www.anxietycoach.com und Autor von: „Panic Attacks Workbook", „The Worry Trick", „Fear of Flying Workbook" und „Outsmart Your Anxious Brain"

„Zweifel sind quälend, schmerzhaft und bedrohlich. Wer braucht das? Ungewissheit beseitigen zu wollen ist jedoch anstrengend. Und selbst wenn es Ihnen gelingt, sich eine sichere und kontrollierbare Lebenswelt aufzubauen – es wird eng darin. Auf diesen Seiten erfahren Sie nicht nur, wie Sie Ungewissheit tolerieren können, sondern auch, welche Vorteile das hat. Es wird Sie dazu motivieren, Ihre Schutzmaßnahmen zu lockern. So lautet eine der vielen verblüffenden Lektionen von *Ist das Bügeleisen wirklich aus?*: Verschwenden Sie Ihre Energie nicht auf das Beseitigen von Zweifeln. Nehmen Sie sie mit auf die Reise zu einem erfüllten Leben und schreiten Sie voran auf dem Weg zu neuen Abenteuern."

— Reid Wilson, PhD, Autor von „Stopping the Noise in Your Head"